知っておきたい くも膜下出血
～その臨床の最前線～

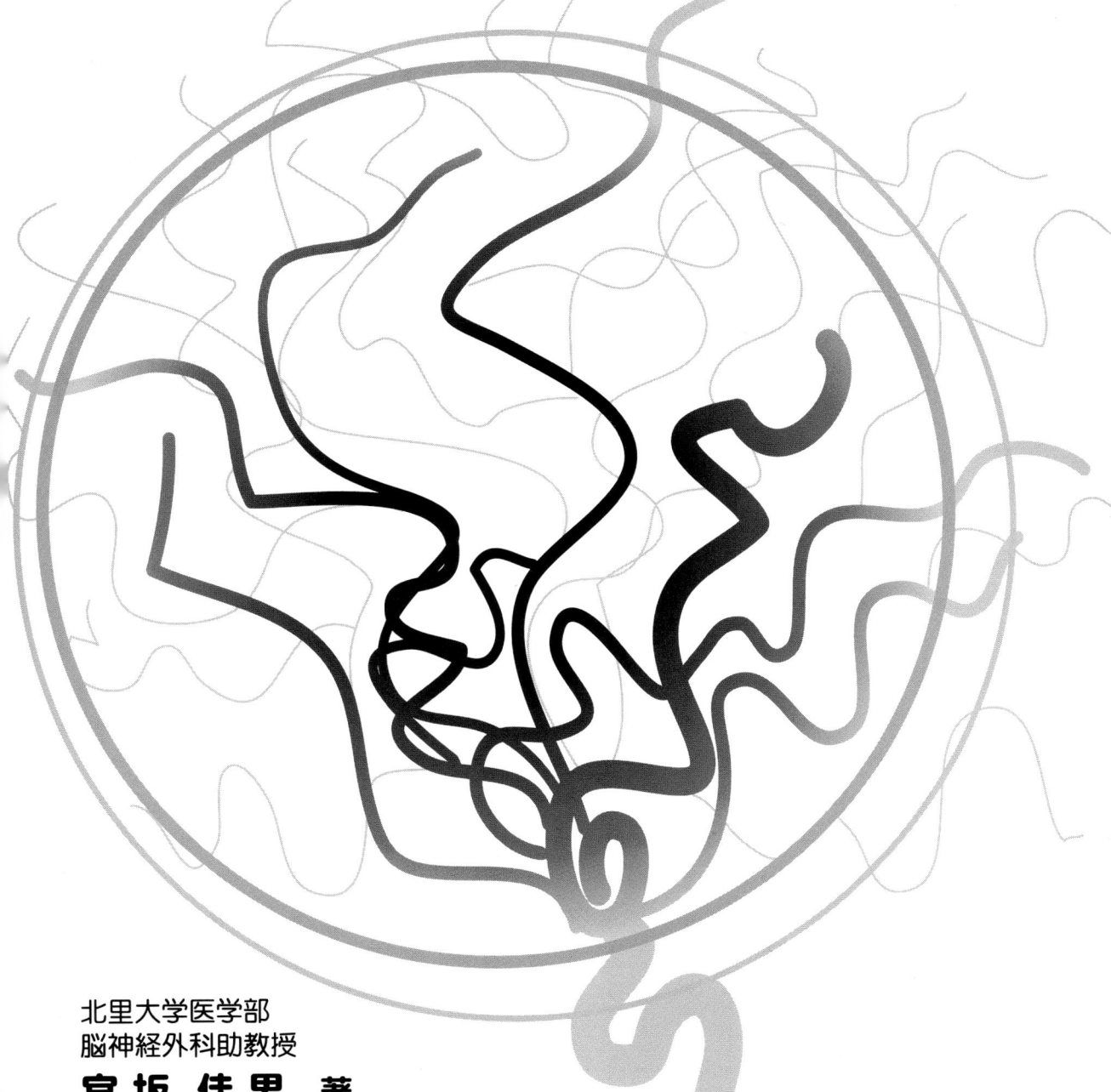

北里大学医学部
脳神経外科助教授
宮坂 佳男 著

株式会社 新興医学出版社

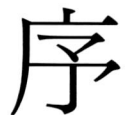

くも膜下出血はしばしば耳にする言葉であり，その多くは脳動脈瘤の破裂と同義語として使われている．本書では，くも膜下出血とは脳脊髄液が出血によって血性になった状態であり病気の名前ではないとの基本的な考えに立って執筆を行った．

つまり，くも膜下出血には，脳動脈瘤の破裂によって脳底部のくも膜下腔の髄液中に出血する病態と（狭義のくも膜下出血），脳動静脈奇形などが原因で脳室内の髄液中に出血する病態（広義のくも膜下出血）が存在する．狭義のくも膜下出血はその原因の多くが脳動脈瘤破裂であり，予防医学が進むなかで高血圧性脳出血が減少傾向を示しているのに対して，依然として発症率が減少せず同じ状態が続いている．破裂した脳動脈瘤は放置しておいたときの経過が脳血管障害（脳卒中）のなかで最も悪く，大変こわい病気である．しかしながら，ただ漠然とこわがっていても進歩は期待できず，専門医以外の医療従事者は言うまでもないが，患者さん自身も正しい知識を手に入れて，悲惨な結果を回避するように努力してほしい．

本書では，この狭義のくも膜下出血を中心に，その基本的な考え方から，最新の治療まで紹介したつもりである．また，予防医学の観点から，破裂前の脳動脈瘤に対する診断と治療についても詳しく触れている．さらに，長年にわたって筆者がライフワークとして，仲間と研究してきた脳動静脈奇形によるくも膜下出血についても，多くのページを使って紹介した．

本書が一般開業医の先生方，いろんな分野の医療従事者そして医学生にとって，少しでも役立つことがあれば幸いである．また，筆者は常日頃，患者さんには医者まかせの医療を受けてほしくないと考えている．このためには患者さん本人が自分自身の病気について，少しでも勉強して，医療従事者と一緒になって病気をなおすという前向きな気持ちを持って頂きたい．このようなことも考えて，本書ではできるだけ硬い表現は避け，多くの図表を使ってわかりやすく解説したつもりなので，医療従事者以外の一般の方々にもくも膜下出血に関する正しい知識を知ってもらうために，ぜひ目を通していただきたい．

最後に，北里大学医学部，救命救急センターおよび関連病院の脳神経外科で長年にわたって，一緒に研究を行ってきた仲間達には，本書を出版するにあたってたいへんお世話になり，この場をかりて深く感謝したい．

　　　　2000年2月1日

　　　　　　　　　　　　　　　　　　　　　　　　　　　　　　　　　　　宮坂佳男

目　次

Ⅰ．くも膜下出血と脳脊髄液 ……………………………………………………………… 1

Ⅱ．くも膜下出血と脳の主幹動脈 ………………………………………………………… 4

Ⅲ．くも膜下出血の原因疾患 ……………………………………………………………… 6

Ⅳ．1次性および2次性くも膜下出血とは ……………………………………………… 7

Ⅴ．脳動脈瘤とくも膜下出血 ……………………………………………………………… 11
　1)　脳動脈瘤はどのようにして発生するか ………………………………………… 11
　2)　くも膜下出血を含めた各種脳卒中の発症率，死亡率の年次的推移 ………… 12
　3)　くも膜下出血に与える加齢の影響は …………………………………………… 12
　4)　くも膜下出血の好発年齢 ………………………………………………………… 13
　5)　脳動脈瘤破裂時の病歴 …………………………………………………………… 14
　6)　動脈瘤の破裂はどのような条件下でおこりやすいか ………………………… 16
　7)　くも膜下出血と天候の関係 ……………………………………………………… 16
　8)　くも膜下出血と喫煙の関係は …………………………………………………… 17
　9)　動脈瘤破裂によるくも膜下出血の診断に役立つ症状 ………………………… 17
　　　(1)神経学的症状 ………………………………………………………………… 17
　　　(2)開業医，医療従事者，医学生そして一般社会人への注意 ……………… 18
　　　(3)くも膜下出血と眼底出血 …………………………………………………… 20
　　　(4)脳動脈瘤破裂の全身に及ぼす影響 ………………………………………… 21
　　　　　(A)脳動脈瘤破裂と急死 …………………………………………………… 21
　　　　　(B)脳動脈瘤破裂と電解質異常 …………………………………………… 22
　　　(5)脳動脈瘤は破裂以外の症状では発見されないのか（警告徴候とは）… 22
　10)　脳動脈瘤破裂によるくも膜下出血の画像診断 ………………………………… 24
　　　(1)CTによる診断 ……………………………………………………………… 24
　　　(2)MRIはくも膜下出血の診断に有用か …………………………………… 25
　11)　出血の原因である脳動脈瘤の診断 ……………………………………………… 26
　　　(1)脳血管撮影 …………………………………………………………………… 26
　　　(2)脳血管撮影で瘤が造影されないくも膜下出血 …………………………… 28
　　　(3)MRIやCTによる脳動脈瘤の診断 ……………………………………… 29
　12)　脳動脈瘤の自然経過（初回出血と再出血による転帰）……………………… 31
　13)　急性期の搬送について …………………………………………………………… 32
　14)　治療方法と治療成績 ……………………………………………………………… 33
　　　(1)手術適応と手術時期は ……………………………………………………… 33

2 目　次

　　　(2)手術方法は ··· 35
　　　(3)破裂脳動脈瘤の転帰は ·· 36
　　　(4)手術以外の治療方法は ·· 38
　15) 脳動脈瘤破裂によるくも膜下出血の合併症 ·· 40
　　　(1)脳血管攣縮とは ··· 40
　　　　(A)症状と診断は ·· 40
　　　　(B)治療は ··· 41
　　　(2)水頭症とは ·· 43
　　　　(A)急性水頭症について ··· 43
　　　　(B)正常圧水頭症とは ·· 44
　　　(3)脳浮腫とは ·· 45
　　　　(A)症状と診断は ·· 46
　　　　(B)治療は ··· 46
　16) 解離性脳動脈瘤とは ·· 46
　　　(1)症状と診断は ·· 47
　　　(2)治療は ··· 50

Ⅵ．破裂前の脳動脈瘤（未破裂脳動脈瘤）の診断と治療について ······························ 52
　1) 未破裂脳動脈瘤が発見される頻度は ··· 52
　2) 未破裂脳動脈瘤の自然経過は ·· 53
　3) 未破裂脳動脈瘤に対する治療方針 ··· 56
　4) インフォームドコンセントについて ··· 57

Ⅶ．脳動脈瘤の発生と遺伝（家族性脳動脈瘤） ·· 58

Ⅷ．その他のくも膜下出血の原因疾患について ·· 60
　1) 脳動静脈奇形 ·· 60
　　　(1)脳動静脈奇形の構造 ·· 60
　　　(2)脳動静脈奇形と脳動脈瘤によるくも膜下出血の違いは何か ··························· 60
　　　(3)脳動静脈奇形の症状 ·· 62
　　　　(A)出血部位と重症度 ·· 62
　　　　(B)出血をきたしやすいのはどのような脳動静脈奇形か ······························ 64
　　　　(C)高齢者では脳動静脈奇形からの出血は少ないか ································ 66
　　　　(D)脳動脈奇形とてんかん ·· 67
　　　　(E)その他の症状 ··· 68
　　　(4)脳動静脈奇形の自然経過は ·· 69
　　　(5)脳動静脈奇形の画像診断 ·· 69
　　　　(A) CT 画像 ··· 69
　　　　(B) MRI 画像 ·· 70
　　　　(C)脳血管撮影 ··· 70

- (6)脳動静脈奇形の治療は ·· 70
  - (A)外科的摘出術 ·· 70
  - (B)脳動静脈奇形摘出術後の合併症 ·· 74
  - (C)脳動静脈奇形の脳血管内治療（塞栓術） ···································· 75
  - (D)脳動静脈奇形に対する放射線外科手術 ······································ 77
  - (E)どの治療方法を選択するか ·· 79
2) もやもや病 ·· 80
  - (1)病型と症状 ·· 82
  - (2)もやもや病の診断 ·· 84
    - (A) CT，MRI 所見 ·· 84
    - (B)脳血管撮影，MRA の所見 ·· 85
    - (C)その他の補助検査は ·· 85
    - (D)もやもや病の治療 ·· 85
3) 高血圧性脳出血 ·· 87
  - (1)なぜ高血圧患者で出血するか ·· 87
  - (2)出血の部位，画像と症状 ·· 87
  - (3)治療の変遷と効果 ·· 89
4) 脳腫瘍からの出血 ·· 90
  - (1)出血しやすい脳腫瘍 ·· 90
  - (2)診断と治療は ·· 90
5) 出血傾向による頭蓋内出血 ·· 91
6) アミロイド・アンギオパチーによる頭蓋内出血 ···································· 91

I. くも膜下出血と脳脊髄液

「うちの主人が"くもまくか"で倒れた……」とか「最近,頭が痛いのですが,"くもまくか"ではないでしょうか？」などという話を外来診療でしばしば耳にする。"くもまくか",正確には,"くも膜下出血"が正しい名前である。

くも膜下出血とは何か？　その前に,そもそもくも膜（漢字では蜘蛛膜と難かしい字である）とは何かということを知ってほしい。脳および脊髄は外側から順に硬膜,くも膜,軟膜という3枚の膜で包まれている。開頭手術で頭蓋骨をはずすと,硬膜が見える（図1A）。この硬膜を切ってひっくり返すと,くも膜があらわれ,この膜を透して,脳の表面が見えてくる（図1B,C）。もう1枚脳と密に接していてきわめて薄い膜があり,これを軟膜と呼んでいるが肉眼的には見えない。くも膜と軟膜の間は脳脊髄液（略して髄液という）で充たされており,この部分をくも膜下腔という。髄液はくも膜下腔だけでなく,脳の中にある脳室という空洞の中も充たしている。それでは,この髄液はどこで作られて,どのように循環して,どこで吸収されていくのであろうか。図2に髄液の流れについての概略を示した。髄液は大脳の中にある脳室の1つである側脳室という空洞で1日,500 ml ほど作られる。正確には側脳室の脈絡叢という部分で産生され,大脳にあるもう1つの脳室,第III脳室を通過して,小脳の前面にある第IV脳室に到達する。ここから,外側孔（Luschka 孔）,正中孔（Magendie 孔）という小孔を通過して,大脳の底面,つまり脳底部のくも膜下腔に到達する。また,この小孔を通過後,頸髄,胸髄,腰髄など脊髄周囲のくも膜下腔へも流れている。脳の底面のくも膜下腔に到達した髄液はその後は脳の表面のくも膜下腔を循環して,だんだん頭の頂上に近づき,くも膜顆粒という部分から吸収されて,上矢状静脈洞という太い静脈へ流れ込む。

髄液の外観は正常では水様透明であるが,くも膜下出血というのは,このくも膜下腔の髄液に血液が混ざり血性になった状態である。洗面器に水を満たし,その中へ赤インクを一滴たらすと,洗面器の水は全体がたちまち赤く染まる。この状況を連想していただくと,くも膜下出血でくも膜下腔の髄液が血液で赤くなるのが理解しやすいと思われる。くも膜下出血というのは厳密な意味からは病気の名前ではなく,解剖学的な出血の場所を表している。つまり,くも膜下腔に直接的にあるいは間接的に出血した状態をいうのである。

2　I．くも膜下出血と脳脊髄液

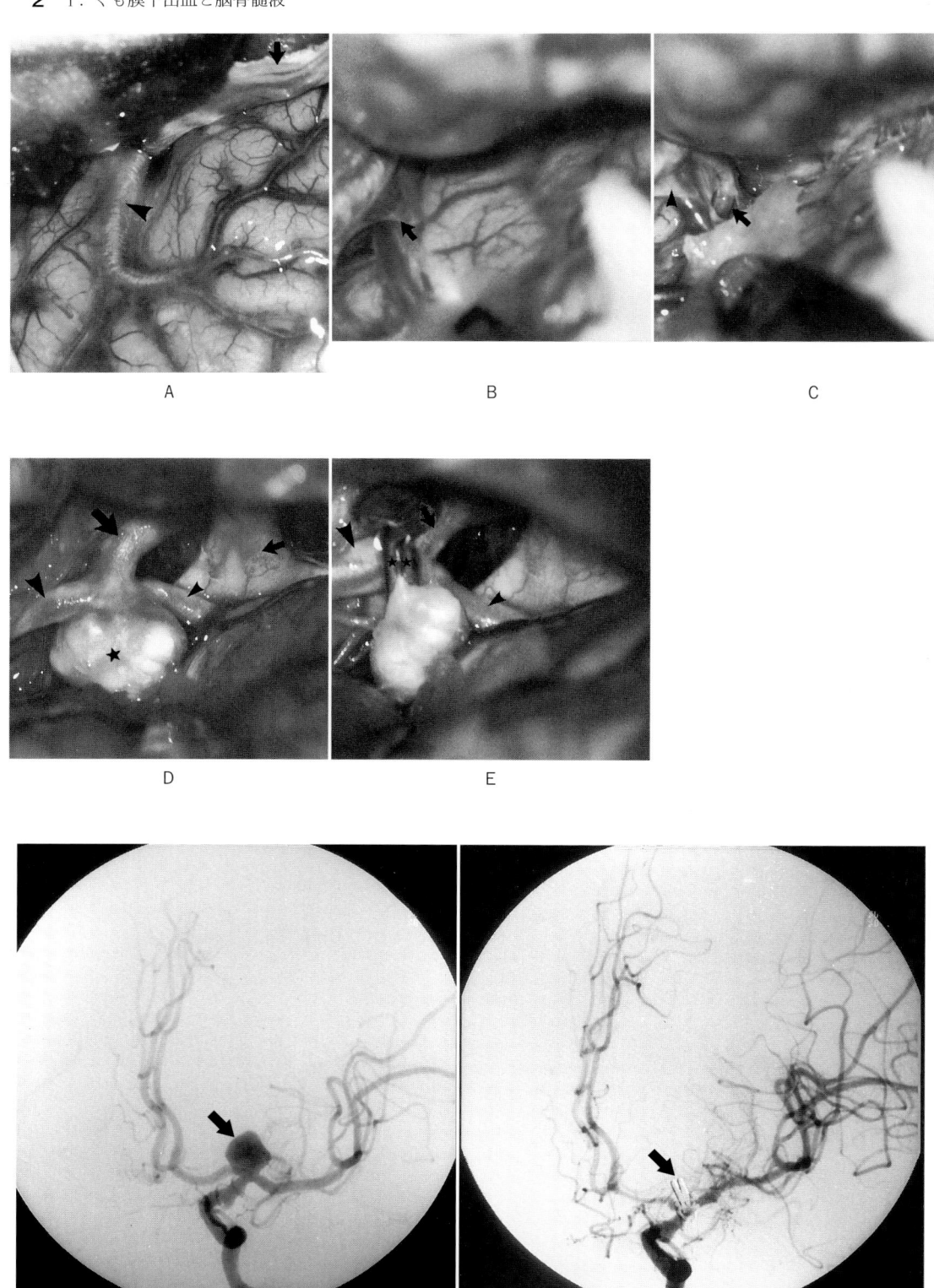

図1：脳動脈瘤の顕微鏡手術

図1：脳動脈瘤の顕微鏡手術
A：左側の前頭側頭開頭術にて，未破裂内頸動脈瘤のクリッピング手術を行ったときの顕微鏡写真。頭蓋骨をはずして，硬膜（矢印）に切開を入れ翻転した状態。脳表はくも膜で覆われている。中央の青黒い太い血管がシルビウス裂に沿って走行するシルビウス静脈（Superficial Sylvian vein, Superficial middle cerebral vein）（矢頭），同静脈の右が前頭葉，左が側頭葉を示す。
B：シルビウス静脈の右側，前頭葉側の薄く白っぽいくも膜を切ると，その下はくも膜下腔であり，髄液が流出してくる。くも膜の断端を矢印で示す。破裂脳動脈瘤では水様透明な髄液のかわりに，凝血塊がこの部分を埋めつくしている。
C：前頭葉と側頭葉の間のシルビウス裂をさらに深く剥離すると，中大脳動脈の分枝（矢印）が見えてくる。矢頭はくも膜を示す。
D：中大脳動脈をたどって奥へ進むと，内頸動脈（大矢印），前大脳動脈（小矢頭），中大脳動脈（大矢頭），動脈瘤（星印），視神経（小矢印）が見える。
E：頸部のクリッピングを行ったあとの写真。内頸動脈（矢印），前大脳動脈（小矢頭），中大脳動脈（大矢頭）の狭窄は見られない。クリップは星印で示す。
F：左内頸動脈撮影，斜位像（術前）。内頸動脈終末部動脈瘤を認める（矢印）。
G：左内頸動脈撮影，斜位像（クリッピング術後）。瘤は造影されない。矢印はクリップ。

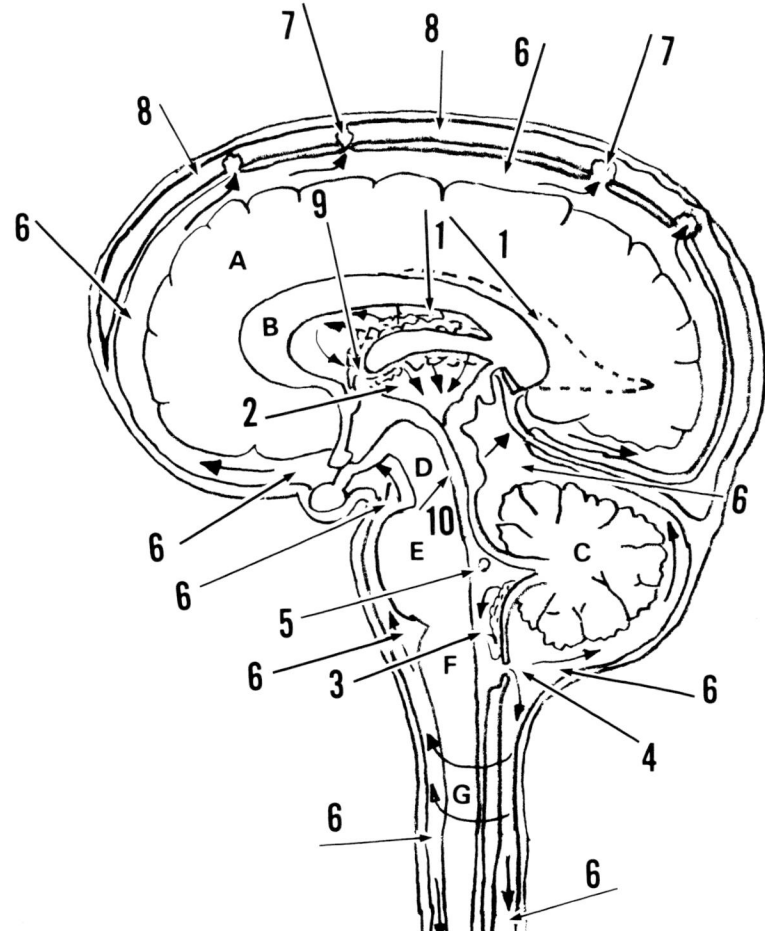

図2：脳脊髄液の循環
1：側脳室（脈絡叢），2：第Ⅲ脳室（脈絡叢），3：第Ⅳ脳室（脈絡叢），4：第Ⅳ脳室正中孔（Magendie孔），5：第Ⅳ脳室外側孔（Luschka孔），6：くも膜下腔，7：くも膜顆粒，8：上矢状静脈洞，9：室間孔（Monro孔），10：中脳水道（Sylvius水道），A：大脳，B：脳梁，C：小脳，D：中脳，E：橋，F：延髄，G：脊髄（頸髄）

II. くも膜下出血と脳の主幹動脈

　図3には，脳の下面から見た脳底部を走行する主幹動脈の模式図を示した。脳は左右の内頸動脈および左右の椎骨動脈が合流した脳底動脈より血液の供給をうけている。主として，内頸動脈系は大脳を，椎骨脳底動脈系は小脳や脳幹（中脳，橋，延髄）に血液を供給する。内頸動脈系と椎骨脳底動脈系の分枝は脳底部でリングを形成しているが，これをウイリス動脈輪（Willis動脈輪）と呼ぶ。このリングは左右の大脳半球間や内頸動脈系と椎骨脳底動脈

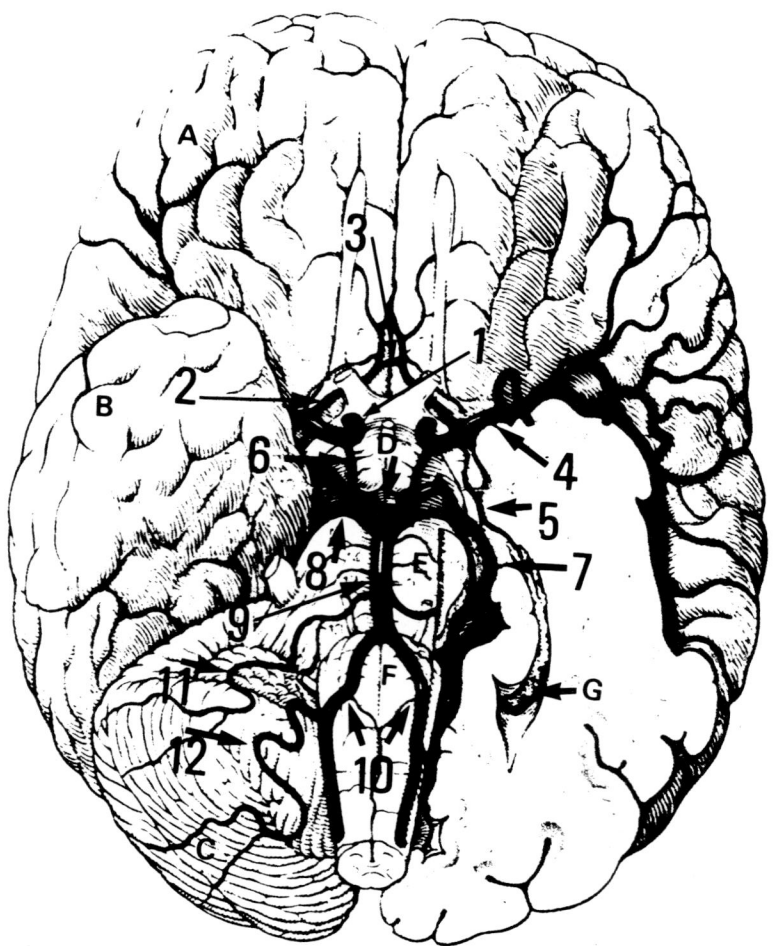

図3：脳底部から見た主幹動脈
1：内頸動脈，2：前大脳動脈，3：前交通動脈，4：中大脳動脈，5：前脈絡叢動脈，6：後交通動脈，7：後大脳動脈，8：上小脳動脈，9：脳底動脈，10：椎骨動脈，11：前下小脳動脈，12：後下小脳動脈，A：前頭葉，B：側頭葉，C：小脳，D：中脳，E：橋，F：延髄，G：側脳室脈絡叢

系の間の血流の連絡路として重要な働きをしている（図3，6）。ウイリス動脈輪に関与している動脈は左右の内頚動脈終末部，前交通，後交通動脈，前大脳，後大脳動脈の近位部が主体であり，細かいことをいうと，これに中大脳動脈のごく1部，脳底動脈先端部もリングの形成に関係している。脳動脈瘤（Cerebral aneurysm）ができやすいウイリス動脈輪を含めた脳底部の主幹動脈はくも膜下腔の髄液中を走行し，だんだん枝分かれをして細動脈，毛細血管となって脳組織を養いながら，静脈系へと流れていく。また，脳動静脈奇形（Arteriovenous malformation）は動脈瘤と違って，主幹動脈よりも離れた，末梢の動脈が関係する先天的な血管の異常である。

III. くも膜下出血の原因疾患

くも膜下出血の原因として，代表的なものは脳動脈瘤や脳動静脈奇形からの出血であり，昔からくも膜下出血の2大原因といわれてきた。動脈瘤が70〜80％，動静脈奇形が5〜10％を占め，その他に高血圧性脳出血，もやもや病などが原因としてあげられる。原因不明の占める割合は，CT（Computed tomography，X線コンピューター断層撮影法）以前のデータでは動脈瘤が50〜70％，原因不明が20〜30％という比率であったが，CT出現以降は動脈瘤の85〜95％に対して，原因不明は2〜9％と大きく減少している[1〜3]。また，頻度は低いが脳腫瘍が出血したり，血友病などの血液疾患や，全身のいろんな部位の血栓症に対する抗凝固療法中に脳組織に出血することはよく知られている（表1）。

表1　くも膜下出血の原因

A. 頭蓋内疾患	7. 悪性黒色腫
I. 脳血管障害	8. 悪性絨毛腫など
1. 脳動脈瘤	
2. 脳動静脈奇形	III. 感染症
3. 高血圧性脳出血	1. 髄膜脳炎
4. もやもや病	2. 脳静脈洞血栓症
II. 脳腫瘍	B. 全身血液疾患，出血性素因
1. 多形性神経膠芽腫	1. 白血病
2. 脈絡叢乳頭腫	2. 血友病
3. 下垂体腺腫	3. 慢性肝障害
4. 転移性脳腫瘍	4. 血小板減少症
5. 髄膜腫	5. 抗凝固療法中など
6. 聴神経鞘腫	

Ⅳ. 1次性および2次性くも膜下出血とは

　CTなどの画像診断装置が登場する前には，くも膜下出血の臨床診断はもっぱら腰椎穿刺で行われていた。図2を参考にしていただきたいが，腰椎穿刺によって得られる髄液は脳底部のくも膜下腔に出血の原因があって直接このくも膜下腔に出血した状態も，脳室あるいは脳室の近くに出血の原因があって，これらが脳室の中の髄液腔に出血した状態でも，全く同じように血性の髄液を示し，臨床的にはこれら2つのくも膜下出血の区別はつかなかったわけである。死亡後の脳の解剖ではすでに両者の違いが確認されていたものの，臨床的にはCTの登場によってはじめてこれら2種類のくも膜下出血の区別が可能となった。

　便宜的に2つのくも膜下出血を各々1次性と2次性に分けてみると，1次性くも膜下出血は脳底部のくも膜下腔を中心とした出血である（図4，6）。このくも膜下腔は正常では，髄

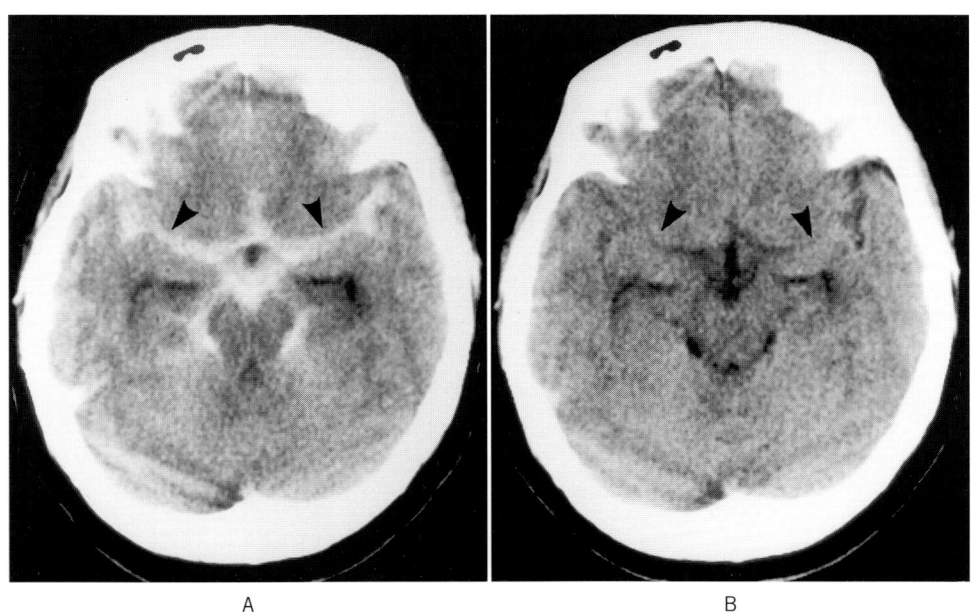

図4：1次性くも膜下出血
A：単純CT，水平断（出血当日）。脳底部くも膜下腔は出血のため白く，高吸収域として描出される（矢頭）。
B：単純CT，水平断（7日目）。高吸収域として写っていた血腫は次第に消えて，脳と同程度の等吸収域となっている。図5で示すような，黒い，低吸収域の髄液は見えないことに注意（矢頭）。

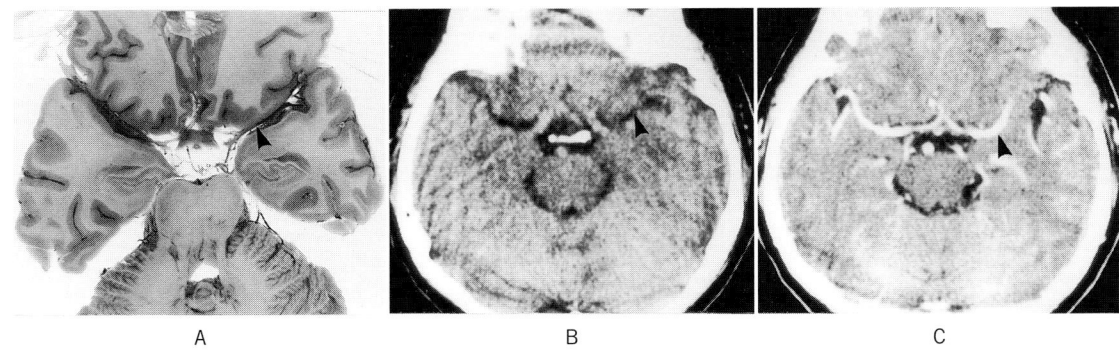

図 5：正常の脳底部くも膜下腔
A：正常な解剖脳の水平割面。通常は髄液の流れているくも膜下腔は透明にぬけて見える。その中に，脳底部の主幹動脈が走行している（矢頭）。
B：単純 CT，水平断。正常の脳底部くも膜下腔の髄液は黒く，低吸収域として描出される（矢頭）。
C：造影 CT，水平断。脳底部くも膜下腔の髄液の中に，脳動脈瘤が発生しやすい脳底部の主幹動脈が造影される（矢頭）。

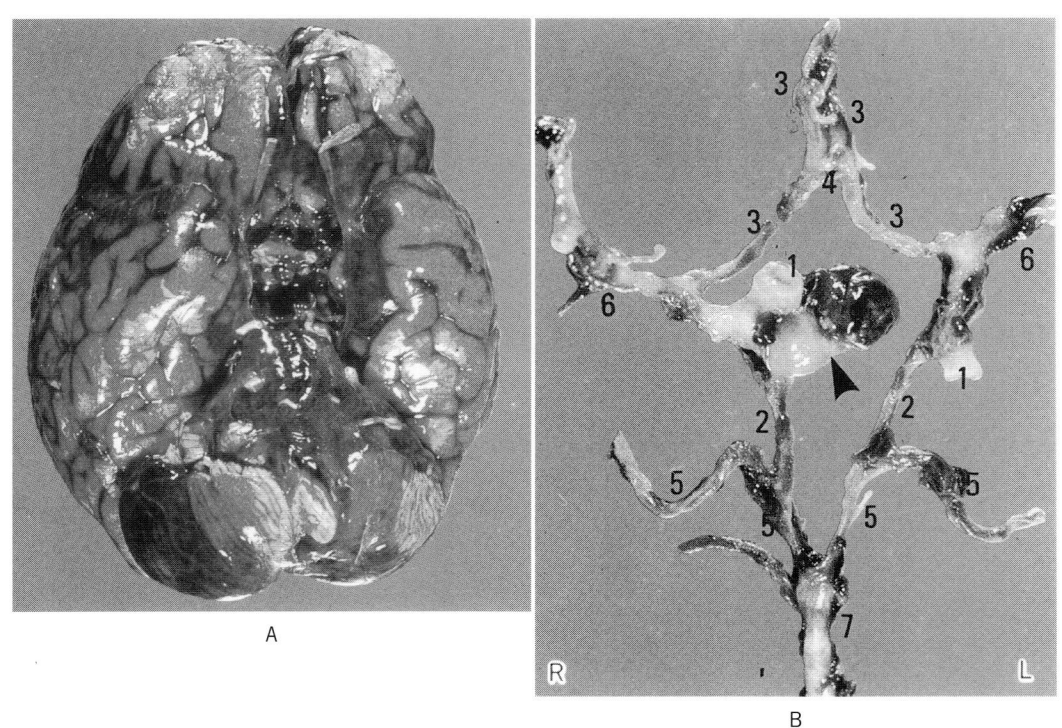

図 6：1 次性くも膜下出血の剖検所見
A：脳底部くも膜下腔は凝血塊で埋まり，赤褐色を示している。
B：脳底部のくも膜下腔から，主幹動脈のみを剝離して取り出したものである。内頸（1），後交通（2），前大脳（3），前交通（4），後大脳（5），中大脳（6），脳底（7）などの動脈が脳底部で輪を形成（ウイリス動脈輪）している。このような主幹動脈に動脈瘤が形成される。矢頭は出血源である内頸動脈―後交通動脈分岐部動脈瘤を示す。

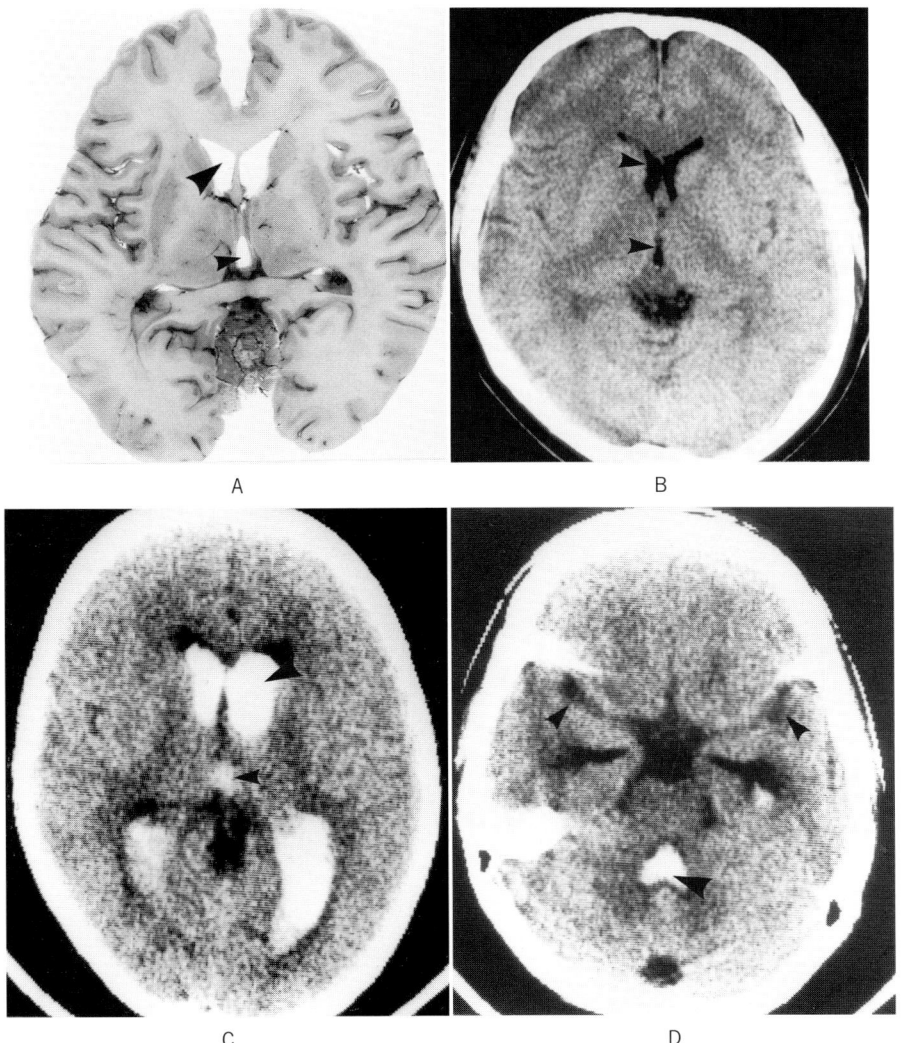

図7：正常の脳室と，2次性くも膜下出血
A：正常の脳室の水平割面。大脳の中に空洞としてぬけて見えるのが脳室である（大矢頭は側脳室，小矢頭は第Ⅲ脳室）。
B：単純CT，水平断（正常例）。脳室の髄液は黒く，低吸収域として描出される（矢頭）。
C：単純CT，水平断（2次性くも膜下出血）。もやもや病による脳室内出血で，側脳室（大矢頭）と第Ⅲ脳室（小矢頭）は出血のために，白く，高吸収域を示している。
D：単純CT（2次性くも膜下出血，Cと同一患者）。第Ⅳ脳室（大矢頭）は側脳室から流れてきた出血のために白く，高吸収域を示す。脳底部のくも膜下腔（小矢頭）には，血液が流れてきているが高吸収域を示すほど出血量は多くなく，髄液を示す黒い低吸収域のままである。

液が流れているために，単純CTでは黒く見え，低吸収域と表現される（図5）。また，このくも膜下腔の髄液中には，硬膜を貫通して頭蓋内に入ってきた内頸，後交通，中大脳，前交通動脈や脳底動脈などの太い脳動脈が走行するので，造影CTを行うとこれらの動脈が描出される（図5）。これらの脳底部くも膜下腔の動脈の太い部分に動脈瘤がよく発生し，これが破裂すると血液はただちにくも膜下腔に流れ込み，水様透明な髄液をたちまち血性に変化させる（図4，6）。したがって，1次性くも膜下出血の原因の大多数は脳底部のくも膜下腔に位置する動脈瘤ということになる（図6）。くも膜下出血を動脈瘤破裂とほぼ同じ意味で使っているときには，この1次性くも膜下出血をさしており，狭義のくも膜下出血といってよいであろう。

　一方，脳室の中や脳室の近くに病変があって，それが出血するとまず，脳室内の髄液が血性となる。脳室内で血性となった髄液は図2に示したように，髄液の流れに沿っていくつかの脳室を経由して，脳底部のくも膜下腔や脊髄周囲のくも膜下腔に到達する。動脈瘤破裂のように直接的ではなく，流れ流れて間接的に（2次的に）くも膜下腔の髄液を血性にしていると理解していただきたい。このような意味から，動脈瘤破裂のくも膜下出血を1次性というのに対して，まず脳室の中に出血して，くも膜下腔に流れてくるようなくも膜下出血を2次性くも膜下出血と呼ぶことができる（図7）。表1で示した動静脈奇形，もやもや病，高血圧性脳出血，脳腫瘍，出血性素因など動脈瘤以外のほとんどが2次性くも膜下出血（広義のくも膜下出血）をもたらす原因である。

V. 脳動脈瘤とくも膜下出血

1）脳動脈瘤はどのようにして発生するか

　動脈瘤は形態上，囊状と紡錘状のものに分けられるがくも膜下出血をもたらすのは圧倒的に囊状の動脈瘤である（図1）。このような囊状動脈瘤がなぜ発生するかについて多くの病理学的研究や基礎実験による研究が行われているものの，いまだに結論は得られていない。動脈の壁は外側から外膜，中膜および内膜の3層構造を示し，さらに，中膜と内膜間には内弾性板が見られる。動脈瘤の成因として古くから重視されているのは脳動脈の分岐部における先天的な中膜欠損および内弾性板の欠損であり，先天説が有力であった。しかし，この欠損は人間の脳動脈に高頻度に見られるのに比べて，動脈瘤の発生数が圧倒的に少ないことから，この先天的な中膜欠損説のみで全ての瘤の発生を説明することはできない。先天的な動脈壁の部分欠損に加えて，最近では，血行力学的な因子に起因する動脈壁の内弾性板の障害が瘤の形成の第1段階として重要視されている。これによって，一端動脈壁が膨隆すると，この部分に血流の乱流，振動などの血行力学的な要因によって，さらに動脈壁の障害が進行して瘤の形成にいたるといわれている。加齢に伴う，動脈硬化や高血圧などの後天的な因子は瘤の発生の付加的要因として重要であると思われる[4]。

　猿を使った動物実験では，人間の脳動脈瘤にきわめて類似した瘤の作成に成功している[5]。この研究によると，猿の動脈壁の結合組織を弱くさせる薬物，腎臓の動脈を結紮することによってもたらされる高血圧，片側の総頸動脈を結紮して血行力学的に対側の総頸動脈の血流を増加させる方法の組み合わせによって，組織学的にも中膜と内弾性板の欠損した囊状の動脈瘤を作成するのに成功した[5]。瘤のできた部位も動脈の分岐部であり，人間で実際に瘤がよくできる部位と一致した。瘤の発生には先天的な中膜の欠損だけでは説明できないという考えを支持するものである。

2) くも膜下出血を含めた各種脳卒中の発症率，死亡率の年次的推移

　藤島によれば，わが国の脳卒中の死亡率は1950年代から1960年代前半にかけて，欧米諸国の約2倍の高さを示していたが，1970年をさかいにして直線的に減少し，1990年代に入り欧米諸国とほぼ同じレベルに達している。脳卒中別で検討してみると，1950年代に脳卒中の大部分を占めていた脳出血の死亡率はその後減少し，脳梗塞の死亡率は1970年まで増加後，減少している。一方，動脈瘤破裂によるくも膜下出血では，死亡率が1950年代に急速に増加したあとに緩やかに減少したが，1990年代に入りほぼ横ばいの状態である[6,7]。九州久山町という地域住民の脳卒中を古くから研究している藤島ら[6,7]によると，1988年から5年間の追跡調査（40歳以上，2,640人）では，脳卒中の発症率は人口1,000人あたり1年間で6.3人であり，虚血性心疾患の3.1人に比べて約2倍も高い。脳卒中別では脳梗塞が4.5人と最も高く，脳出血が0.9人，くも膜下出血が0.9人である。また，死亡率でみると，脳出血は18％と脳梗塞の33％よりもかなり低くなっているが，動脈瘤破裂によるくも膜下出血では64％と依然として高い値を示している。

　時代とともに，死亡率がどのように変化してきたかについて，1961～69年，1974～82年，1983～91年に分けて検討したところ，脳卒中全体では，各々人口1,000人につき1年間で4.8人，1.6人，1.1人，脳梗塞では1.8人，0.8人，0.6人，脳出血では，2.0人，0.5人，0.2人と統計学上，有意な減少が見られる。一方，動脈瘤破裂によるくも膜下出血では0.6人，0.2人，0.3人と有意な変化は全く認められず，相変わらず脳卒中の中では最もこわい存在であることに違いはない[6,7]。

　脳卒中全体を通して，言えることは脳梗塞や脳出血では死亡率は確かに減ってはきているものの，発症率は依然として高く，予防医学をはじめとする，脳卒中の多方面にわたる治療体制の充実が必要である。

3) くも膜下出血に与える加齢の影響は

　動脈瘤破裂によるくも膜下出血の頻度は古くから，人口10万人に対して，10～20数人程度という数値が一般的に信じられてきた[8~15]（表2）。しかし，くも膜下出血の原因の診断を死後の解剖で丹念に調べた久山町における調査では，動脈瘤破裂によるくも膜下出血の発生率は10万人に96人というおどろくべき数値が発表された[16]（表2）。さらに，この報告ではくも膜下出血の発症率が加齢によって上昇することも指摘されている。すなわち，40～59

表2 人口10万人あたりのくも膜下出血の頻度

研　究	人
Framingham, Massachusetts (1984)[8]	28
Carlisle, England (1984)[9]	10.9
Middle Finland (1981)[10]	19.4
Helsinki, Finland (1967)[11]	15.7
Tartu, USSR (1976)[12]	12
Iceland (1973)[13]	8.0
Shibata, Japan (1981)[14]	20
Izumo, Japan (1988)[15]	21.0
Hisayama, Japan (1989)[16]	96.1

（文献[16]から引用）

歳で10万人あたり38人，60～69歳で97人，70歳以上では182人に達すると報告されており，先にも述べたように動脈瘤の発生に後天性な要因の関係していることが示唆される[16]。このような結果を見ると，従来は高齢者の脳卒中では脳梗塞もしくは脳血管性痴呆など脳の虚血性血管障害を中心に研究や臨床が進んでいたが，今後はくも膜下出血についても考慮されなければならないであろう。

4) くも膜下出血の好発年齢

Locksley (1966) の報告[17]では，2,627例の動脈瘤によるくも膜下出血の年齢のピークは50～59歳 (30%)，次いで40～49歳 (25%)，60～69歳 (19%)，30～39歳 (12%) と続いていており，40歳代，50歳代で高頻度に発症することがわかる。一方，60～69歳 (32%) に最も多く，次いで70歳以上 (30%)，50～59歳 (22%)，40～49歳 (16%) と，高齢者に多いという報告[18]も見られる。くも膜下出血の頻度が加齢に伴って増加するとの九州久山地区の研究結果[16]を考慮すると，高齢化社会の到来によって，高齢者のくも膜下出血患者がますます増加する可能性がある。

5) 脳動脈瘤破裂時の病歴

　40歳代〜50歳代の人で，急激に発症する激しい頭痛や嘔吐が見られたら，本疾患をかならず考えなければならない。あとで説明するように，見過ごされて放置しておいたときの結果がたいへん悪いからである。頭痛の発症はきわめて明瞭であり，患者は「○○時，○○分に突然，今まで経験したことのない，激しい頭痛にみまわれた」と話す。人によってはもっと劇的で，「頭の中で，ブチンと，血管が切れる音がした」という患者にも遭遇した。このような頭痛が1〜2時間で消失することは少なく，通常は数日持続する。これが動脈瘤破裂に伴うくも膜下出血の典型的な病歴である。表3AにHunt & Kosnikによる動脈瘤症例の重症度分類[19]を示している。このような激しい頭痛を訴える典型例はGrade IIに相当する。注意したいのは出血量が少なく，頭痛が軽度のGrade Iである。Grade Iの手術成績は最も良好なので，絶対に見逃してはならない（表6B）。診断の決め手はやはり，頭痛の発症形式であり，いくら軽度の頭痛でも急激な発症であるならば，動脈瘤による出血をまず考える

表3A　脳動脈瘤症例の重症度分類（Hunt & Kosnik[19]）

Grade 0：未破裂脳動脈瘤
Grade I：無症状か，軽度の頭痛および軽度の項部硬直をみる（JCSにあてはめると0〜1点）
Grade II：中等度から高度の頭痛，項部硬直をみるが，脳神経麻痺などの神経脱落症状なし（JCS：0〜1点）
Grade III：傾眠状態，錯乱状態，または軽度の巣症状を認める（JCS：2〜10点）
Grade IV：昏迷状態で中等度から高度の片麻痺があり，早期除脳硬直および自律神経障害を伴うことがある（JCS：20〜100点）
Grade V：深昏睡状態で除脳硬直を示す（JCS：200〜300点）

注）重症全身性疾患，たとえば高血圧，糖尿病，重症動脈硬化または慢性肺疾患があるか，脳血管写上高度の脳血管攣縮があれば重症度を1度下げる。

表3B　World Federation of Neurological Surgery (WFNS) によるくも膜下出血の重症度分類[21]

Grade	Glasgow Coma Scale	Japan Coma Scale	運動麻痺
I	15	0-1	−
II	14-13	2-3	−
III	14-13	2-3	+
IV	12-7	10-100	+or−
V	6-3	200-300	+or−

表3C　3-3-9度方式（Japan Coma Scale：JCS）による意識障害の分類[22]

I. 刺激しないでも覚醒している状態（1桁で表現）
　（delirium, confusion, senselessness）
　1. 大体意識清明だが，今ひとつはっきりしない
　2. 見当識障害がある
　3. 自分の名前，生年月日がいえない
II. 刺激すると覚醒する状態—刺激をやめると眠り込む—
　（2桁で表現）
　（stupor, lethargy, hypersomnia, somnolence, drowsiness）
　10. 普通の呼びかけで容易に開眼する
　　　〔合目的な運動（たとえば，右手を握れ，離せ）
　　　をするし言葉も出るが間違いが多い〕*
　20. 大きな声または体をゆさぶることにより開眼する
　　　〔簡単な命令に応ずる。たとえば離握手〕*
　30. 痛み刺激を加えつつ呼びかけを繰り返すと辛うじて開眼する
III. 刺激をしても覚醒しない状態（3桁で表現）
　（deep coma, coma, semicoma）
　100. 痛み刺激に対し，はらいのけるような動作をする
　200. 痛み刺激で少し手足を動かしたり，顔をしかめる
　300. 痛み刺激に反応しない
　　注　R：restlessness, I：incontinence
　　　　A：akinetic mutism, apallic state
　　例：100-I；20-RI

*何らかの理由で開眼できない場合

表3D　Glasgow Coma Scale（GCS）[23]

1. 開眼（eye opening, E）		
	自発的に可	E 4
	呼びかけに応じて	3
	痛み刺激に対して	2
	なし	1
2. 発語（verbal response, V）		
	オリエンテーションよし	V 5
	混乱	4
	不適当な発語	3
	発音のみ	2
	なし	1
3. 最良の運動機能（motor response, M）		
	命令に応じて可	M 6
	局所的にある	5
	逃避反応として	4
	異常な屈曲運動	3
	伸展反射	2
	なし	1

注　EMV score（反応の合計点）は3〜15に分かれる。
　　合計点が3ないし4は昏睡を示す。

べきである。頭痛の部位については，頭痛の程度が強いほど頭全体と訴える人が多い（7〜23％）が，次第に限局してくる例が多く，その部位は瘤の局在に関係なく両側後頭部痛が最も多い（30〜47％）[20]。また，最も重症の Grade V では，頭痛を訴える余裕もないままに，破裂後急激に昏睡状態に陥る。

なお，動脈瘤の重症度分類には，Hunt & Kosnik 分類のほかに，意識障害の程度を細かく取り入れた WFNS (World Federation of Neurological Surgery) 分類が用いられている（表3B）[21]。これらの分類法と3—3—9度方式 (Japan Coma Scale：JCS)[22]（表3C）および Glasgow Coma Scale (GCS)[23]（表3D）との関係については表3に示した。

6）動脈瘤の破裂はどのような条件下でおこりやすいか

動脈瘤の破裂は通常の状態（談笑，くつろいでいる時など），緊張・労作時などのストレスが加わった状態（排便・排尿，セックス，重労働，運動，精神的緊張など），休息・睡眠中のいずれでも起こりうる。しかし，休息・睡眠中は5〜12％と最も少ない。通常の状態は17〜34％とやや頻度が増え，ストレスが加わった状態では43〜69％ともっとも出血が多い[24〜26]。

動脈瘤の破裂に高血圧が関与するか否かについてはたいへん重要な問題であり，ぜひ知りたいところである。瘤の発生についてはすでに説明したように，動物実験では後天的な要因として，高血圧が関係する可能性が指摘されている。しかしながら，現在までのところ，出血に高血圧が関係ありとする報告と，関係しないという報告があり，いまだに一定した見解は得られていない[27]。したがって，高血圧性脳出血と異なり，高血圧の既往歴のない人でも，瘤は発生し破裂しうるものと考えておかなければならない。「今まで病気ひとつしたことがなく，毎年の健康診断でも異常なところはないといわれていたのに……」のように，全く健康な人がくも膜下出血の不幸に襲われることは少なくない。

7）くも膜下出血と天候の関係

天候とくも膜下出血の関連性を強調する報告がいくつか見られる。男性では晩秋に，女性では春の終わりに多いとか，最初の大雪のあと，気圧の低下したときに高率であるとかいわ

れている。しかし，Shievink らはミネソタのロチェスター地区で，動脈瘤によるくも膜下出血の発生状況を検討したところ，季節的有意差はなく，性別でも最初の大雪でも差は認めなかったとの報告をしており，一定した関係は得られていない[28]。

8）くも膜下出血と喫煙の関係は

　喫煙とくも膜下出血発生の危険性について関係があるという報告が少なくない。最近の多数例の検討でも同じような結果が出ている。最近の Weir らの報告[29]では，くも膜下出血の危険性は出血の発症当時まで20本以上喫煙していた人で最も高く，次いで，出血当時まで20本未満だが喫煙していた人，以前に喫煙していたが，出血当時は禁煙していた人の順であり，いずれも非喫煙者よりも有意に出血する人が高率であった。また，くも膜下出血の発症年齢が喫煙者では非喫煙者よりも若年であり，喫煙の脳動脈への悪影響が問題であると報告している[29]。喫煙者には耳の痛い話しである。

9）動脈瘤破裂によるくも膜下出血の診断に役立つ症状

(1) 神経学的症状

　病歴のところで説明したように，くも膜下出血では典型的な突発する強い頭痛を訴える人，軽い頭痛の人，軽い意識障害を伴う者から急激に昏睡状態に陥る人まで，出血量に応じてさまざまな程度の頭痛や意識障害が見られる。くも膜下出血で見られる頭痛は髄膜刺激症状によるものと頭蓋内圧亢進によるものである。脳は頭蓋骨の下で，外側から硬膜，くも膜，軟膜の3枚の膜（髄膜）で覆われている（図1）。脳実質や骨膜を除く頭蓋骨には痛覚がない，つまり刺激を加えても痛みを感じない。しかし，硬膜，硬膜の動脈，脳の動，静脈，脳の底部の軟膜とくも膜には痛覚がある。くも膜下出血によって痛みを感じることができる髄膜が刺激されて頭痛がおこる。一方，頭蓋内圧亢進は頭蓋内の構成組織である脳組織，髄液，脳の動，静脈内の血液量のいずれかが増加したり，血腫，脳腫瘍など生理的には存在しない余計な病変が加わったときに認められる。通常の頭蓋内圧は腰椎穿刺を行って髄液の流れているくも膜下腔の圧で測定されるが，正常は 11〜13 mmHg（150〜180 mmH$_2$O）である。し

かし，動脈瘤が破裂したときには，頭蓋内の容積が急激に増すために頭蓋内圧は急激に亢進し，10倍以上に跳ね上がり血圧をこえることもある。頭蓋内圧が高くなると結果として，硬膜などの痛覚を感知する組織が伸展されるために頭痛を訴え，嘔気，嘔吐，それに種々の程度の意識障害が見られる。また，さらに高くなると脳神経，運動，感覚神経，呼吸中枢が密集している脳幹部（解剖は図2，3，24参照）（中脳，橋，延髄）が圧迫され，瞳孔の散大，片麻痺，除脳硬直（両側の上，下肢を異常に伸展する姿位）および呼吸停止をきたす。このような現象は脳ヘルニアといって，脳神経外科領域では最もおそろしい事態である。

動脈瘤症例の重症度分類（Hunt & Kosnik）（表3）に示すように，頭痛のほかに，髄膜刺激症状である項部硬直（仰臥位で頭部を持ち上げると頸部がかたく抵抗があり，頭の屈曲が不十分）やケルニッヒ（Kernig）徴候（仰臥位で股，膝関節を90度屈曲させて，下腿を伸展させると135度まで伸展させないうちに下肢に疼痛を訴える）が軽度か中〜高度かの違いによって，GradeⅠとⅡに分類される。髄膜刺激症状はくも膜下出血の診断に重要な症状であるが，出血直後には認められず，十数時間経過して出現することが多い。また，昏睡状態で搬送されてくる患者では，認められないことが多い。したがってこの症状が欠如しているからといって，くも膜下出血を否定する根拠にはならない。

出血量が多く，最初の出血による脳損傷が強い場合や，頭蓋内圧が高くなると，さまざまな程度の意識障害が加わってくる。意識障害が軽度のときはGrade Ⅲ，中等度の場合はGrade Ⅳ，最も重篤な深昏睡の症例はGrade Ⅴに分類される。

脳動脈瘤症例の重症度分類（Hunt & Kosnik）（表3）で注目していただきたいのは，Grade Ⅲ，Ⅳでは軽度ないしは中〜高度の片麻痺などの巣症状が見られると記載されている部分である。通常，くも膜下出血のみであれば，出血はくも膜下腔に限局しており（図4），脳実質は出血によって直接破壊されていないので，片麻痺や失語症などの脳の局所の症状を伴わない。この点が高血圧などによる脳出血との大きな違いである。しかし，動脈瘤が頭蓋内のどこへ出血しようが，それは瘤まかせとしかいいようがないわけであり，出血がくも膜下腔にとどまっていないで，脳実質内に血腫を形成したり，脳室内まで血腫で充満させてしまうこともよく経験する（図8，9）。脳実質内に血腫を伴う症例では血腫の部位や大きさに伴って程度はさまざまであるが，片麻痺や失語症などの脳の局所がダメージを受けた症状が見られる。このようなことから，くも膜下出血と動脈瘤破裂を全く同じ意味であるとして理解していると，「（本来，くも膜下腔に出血している状態を示し，脳の局所症状は見られないはずの）くも膜下出血で，（脳の症状である）片麻痺が見られる。」という奇妙な表現になる。あくまでも，くも膜下出血は出血している解剖学的な部位を示しているのであって，その原因疾患が動脈瘤であると区別して覚えておいた方が混乱が少ない。

(2) 開業医，医療従事者，医学生そして一般社会人への注意

CTで1次性くも膜下出血（図4）の所見が得られたり，CTのない施設で，患者の病歴

9）動脈瘤破裂によるくも膜下出血の診断に役立つ症状　19

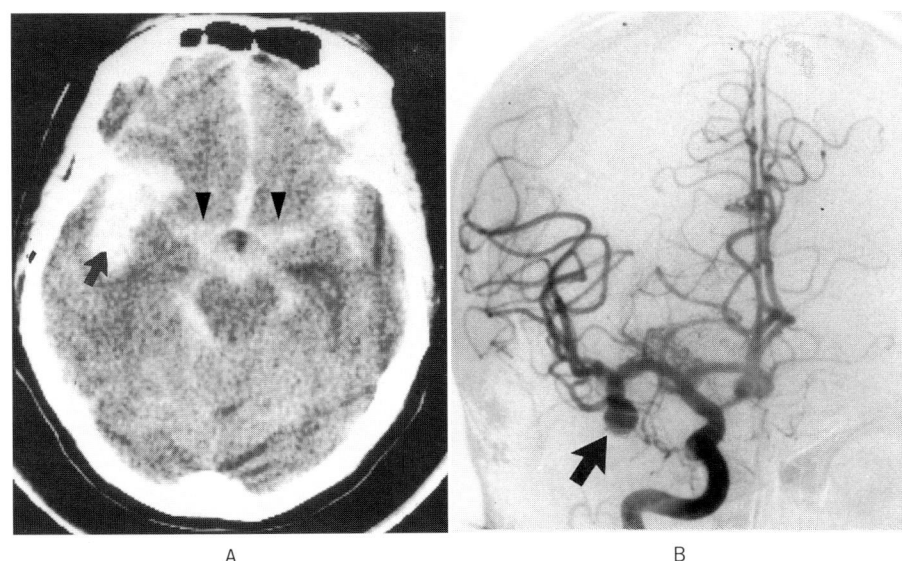

図8：脳内血腫を伴う脳動脈瘤
A：単純CT，水平断。脳底部のくも膜下腔の出血（1次性くも膜下出血）（矢頭）のほか
　　に，脳内血腫（矢印）を伴う。
B：右頸動脈撮影，正面像。出血源として中大脳動脈瘤（矢印）が認められた。

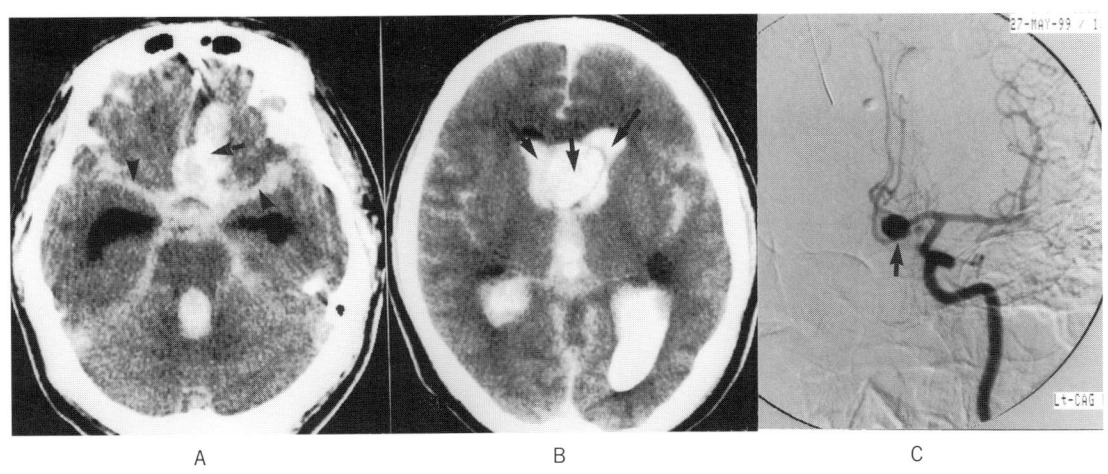

図9：脳内血腫と脳室内出血を伴う脳動脈瘤
A：単純CT，水平断。脳底部のくも膜下腔の出血（1次性くも膜下出血）（矢頭）のほかに，脳内にも血腫
　　が進展している（矢印）。
B：単純CT，水平断。脳内血腫（小矢印）の脳室内への進展（大矢印）が確認された。
C：左頸動脈撮影，前後像。出血源として前交通動脈瘤（矢印）が認められた。

や神経症状がくも膜下出血に典型的なときには，ただちに専門医への転送が必要である．第一線病院で見逃されるおそれのあるのは出血量の少ない軽い頭痛の患者を診察したときであろう．最もおそろしい頭痛はくも膜下出血の頭痛であることを常に頭の片隅において，病歴で「突然，頭が痛くなった．」というような患者は遠慮せずに，専門医へ送るべきであろう．結果的にくも膜下出血でなかったとしても，何ら問題ではなく，むしろ躊躇して，コンサルトが遅れ再出血で失う方が，大きな罪となる．また，出血直後は Grade IV，V（Hunt & Kosnik 分類）（表3）で，意識障害が重篤な患者でも時間経過とともに急激に意識の回復してくる人がいるので注意を要する．

　脳動脈瘤破裂が初診時の一般医によってどのように診断され，どのような経過をたどったかについて検討した報告があるが，150人のくも膜下出血で，発症後2日以内に専門医に来院したのはわずか36％にすぎない[30]．来院が遅れた原因はくも膜下出血と診断されなかった者が37％と最も多く，その原因は頭痛または髄膜刺激症状が軽度のためであったという．注目すべきことは来院が遅れた患者の32％が転送前に再出血をきたしていることである．基本的には瘤破裂の頭痛は軽度であっても，発症は「○○時，○○分」と言えるくらい突発することであり，この点について詳しく病歴を聴取することがくも膜下出血を疑うポイントとなる．軽症例は手術成績が良好であるので，見逃してはいけない（表6）．少しでも疑いがある場合はCT検査を行うことであるが，CT所見が不明瞭な時，特に出血の数日後からはくも膜下腔の出血は白い高吸収域から脳組織と区別がつかない等吸収域となり，出血が不明瞭となることに注意を払ってほしい（図4）．

　くも膜下出血患者の専門医への紹介が遅れる原因について，Schievink ら[31]はたいへん重要な報告を行っている．334人のくも膜下出血のなかで，約半数の164人では専門医へのコンサルトが遅延しているが，その原因は29人が患者自身の受診が遅れたこと，95人は初診医がくも膜下出血と診断していないこと，97人は他院にそのまま入院していたことであった（数値は重複している）．初診医の診断は片頭痛（13例），精神衰弱（10例），副鼻腔炎（8例），インフルエンザ（4例），精神異常（4例），胃腸炎（6例），髄膜炎（4例）など多彩である．結論として，この論文の著者は開業医ばかりでなく，医療従事者，医学生，さらには一般社会人がくも膜下出血についてもっと関心を持ってほしいと述べている[31]．

(3) くも膜下出血と眼底出血

　動脈瘤破裂によるくも膜下出血患者の眼底所見として網膜出血は有名であり，最も多いのは網膜前出血といわれている．過去の報告ではこの所見が見られるのは9～41％とたいへんばらつきが多い．これは出血後の患者の重症度を区別しないで，議論しているからであろう．私たちの検討では，Japan Coma Scale（JCS）（表3C）で0～30を軽症例，100～300を重症例とすると，重症例（42人）では69％に，軽症例（45人）では27％に網膜前出血が見られ，その出現率は重症例で有意に高率であった[32]．もともと網膜の静脈は頭蓋内へ流

れ込むことになっているが，瘤の破裂によって急激に頭蓋内圧が高くなり，頭蓋内の静脈圧が亢進しているために流れ込めず，網膜の静脈が破れて出血した状態である。頭蓋内疾患のなかで，頭蓋内圧を最も急激に上昇させる可能性のある原因は動脈瘤破裂なので，この眼底出血が動脈瘤の出血で最もよくみられるのは理解しやすい。また，高血圧性脳出血，もやもや病，動静脈奇形による出血でも網膜前出血は認められるが，各々8，6，13％にすぎない。これらの原因では，動脈瘤と違って軽症例では見られず，いずれも重症例であり，急激な頭蓋内圧の亢進をきたす病態では動脈瘤破裂以外でも出現する可能性は残される。この眼底出血とくも膜下出血患者の転帰の関係を見ると，死亡率は眼底出血がない人では20〜30％，ある人では50〜60％と報告されており，私達の検討でも眼底出血の見られる患者で有意に死亡率が高いという結果が得られた。また，網膜前出血から進んで，硝子体まで出血が及んだときには，ターソン（Terson）症候群といわれるが，この出血も転帰不良の徴候とされ，死亡率は30〜90％に達する。しかしながら，生存した場合の視力の回復は良好であり，出血は通常6〜12ヵ月で自然に消失する。1年以降も回復が見られないときには，眼科で硝子体切除術が必要となる[33〜35]。

　なお，広辞苑によると，"転帰"とは"その病気の経過のゆきつくところ"の意味であり，同じように使われている"予後"は"その病気のたどる経過についての見通し"を意味している。したがって，結果がすでに出ている場合は"予後"ではなくて"転帰"というのが正しい。

（4）脳動脈瘤破裂の全身に及ぼす影響

（A）脳動脈瘤破裂と急死

　動脈瘤破裂後に心電図の変化が見られることや，急死例が存在することは以前から知られている[36]。くも膜下出血後に，病院に到達する余裕もなく，急激に死にいたる人は約15％に達するといわれており[37]，心筋梗塞とともにいわゆる突然死の2大原因である。このような急速な経過は高血圧に伴う脳出血や脳梗塞では考えられず，動脈瘤によるくも膜下出血に特徴的な現象といえる。私たちの施設の救命救急センターでは，くも膜下出血後に心停止，呼吸停止（cardio-pulmonary arrest）の状態で搬送される人と，搬送直後に心停止，呼吸停止によって蘇生を要した人は約10％に達した。他の脳血管障害による心停止，呼吸停止が1％程度であることを考慮すると，やはりくも膜下出血に特徴的であることがわかる[28]。くも膜下出血のなかで重症であるGrade V群（Hunt & Kosnik分類，表3）と，Grade V群のなかでも急速に心停止，呼吸停止にいたる，最重症といえる群のCTを比較してみると，Grade V群ではくも膜下出血に加えて脳内血腫を伴うような重篤な所見が多いのに比べて，心停止，呼吸停止群では脳内血腫型が少なく，心停止，呼吸停止を伴わないGrade V群よりも軽度のくも膜下出血型が多い[36,38]。つまりGrade Vでは頭蓋内の出血がたいへんひどい状態なのに比べて，急激に心停止，呼吸停止を示した群では，意外に重症と思われる出血

の所見が少ない点は興味深い。

　従来，くも膜下出血による急死の原因は出血による一時的な脳の障害によるものと，くも膜下出血に伴う心臓呼吸障害が考えられている。私たちの施設の検討では，出血後に心停止，呼吸停止にいたる患者の約45％は15分以内の超急性期に停止が確認されていることと，上記で説明した頭蓋内出血が思ったよりもひどくないことから，この急激な経過は脳障害で考えるよりも，くも膜下出血急性期の急激に放出されたカテコールアミンにより生ずる心循環系の合併症が原因と考えた方が理解しやすい[36,38,39]。以前から，出血後の心電図の異常が指摘されているが，このような超急性期に死亡する患者では心室性不整脈が急死の原因となりうるものと思われる[40]。

(B) 脳動脈瘤破裂と電解質異常

　くも膜下出血後の急性期には抗利尿ホルモン（antidiuretic hormone：ADH）分泌異常症候群（syndrome of inappropriate secretion of ADH：SIADH）[41〜43]や中枢性塩喪失症候群（cerebral salt wasting syndrome）[44]で代表される低ナトリウム血症や尿崩症などの水電解質異常の出現することが知られている。生体内の抗利尿ホルモンは血清浸透圧が正常よりも高くなると分泌が増え，尿を減らし血清浸透圧を低くして正常値に戻そうとし，逆に正常よりも低くなると，分泌が減り，尿を増やして血清浸透圧を高くして正常にしようとしている。出血後の急性期に抗利尿ホルモンを測定してみると，低ナトリウム血症出現以前にすでに，血清浸透圧が正常にもかかわらず，抗利尿ホルモンが不適切に高値を示し，尿を減らし血清浸透圧を低くしようとする状態，言い換えるとSIADHをきたす準備状態のあることが明らかであった[43]。したがって，出血後の急性期に適切な水電解質管理を怠ると，容易に低ナトリウム血症が引き起こされ意識障害の原因となりうるので注意が必要である。SIADHと中枢性塩喪失症候群の違いは前者では循環血液量がやや増加しているのに比して，後者では減少している。したがって，治療は正反対であり，SIADHで体重が増加している状態では水制限を行い，中枢性塩喪失症候群で体重が減少している時には，水制限ではなくナトリウムの含まれる補液が行われなければならない。しかし，両方の病態が併存していることもあり得る点に配慮すべきである。

　なお，くも膜下出血急性期に見られる抗利尿ホルモンの不適切な上昇には，血清浸透圧の上昇や，循環血液量の低下などの生理的な刺激よりも，出血による視床下部の浸透圧受容器の障害，非浸透圧性因子（大脳辺縁系を介した精神的ストレス，頭蓋内圧亢進，脳内カテコールアミンの上昇），視床下部下垂体後葉系へ刺激や同系の組織破壊などの関与が考えられる[43]。

(5) 脳動脈瘤は破裂以外の症状では発見されないのか（警告徴候とは）

　動脈瘤は場所によっては，出血前に脳神経の圧迫症状で発見することができるので，覚え

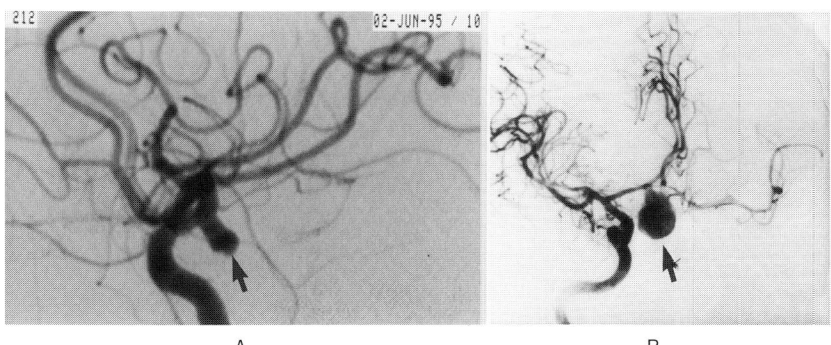

図10：眼症状で見つかる脳動脈瘤
A：左頸動脈撮影，側面像。動眼神経麻痺を示した内頸動脈-後交通動脈分岐部動脈瘤（矢印）
B：右頸動脈撮影，前後像。視力，視野障害を示した前交通動脈瘤（矢印）

ておかなければならない。内頸動脈-後交通動脈分岐部（図10 A）や脳底動脈先端部動脈瘤による動眼神経麻痺が最も頻度が高い。動眼神経麻痺の症状として，まず異常なまぶしさを訴える（羞明感）。これは麻痺のために病変側の瞳孔が大きく，開きっぱなしで，光に反応して瞳孔を縮小することができないためである。次いで，眼球の内転，上方視，下方視の麻痺のために，物が二重に見え（複視），最後に眼瞼が下がり開眼できなくなる（眼瞼下垂）。これらはいずれも動眼神経の麻痺症状である。また，初期の頃，三叉神経の刺激症状と思われるが，眼の奥の痛みを訴えることも少なくない。これらの動眼神経麻痺症状から出血までの期間の検討によると平均4週程度であったと報告されている。この症状は出血の警告徴候であり，破裂によって失うことのないように，早期に専門医を受診させるべきである。また，麻痺が軽い早期ほど，手術によって回復する可能性が高いので，このためにも早期の診断と早期の手術を必要とする。

糖尿病でも動眼神経麻痺の見られることはよく知られている。しかし，糖尿病では外眼筋麻痺，つまり眼球運動が障害されたことによる複視が主体であり，瞳孔の異常をきたすことは少ない。これは瞳孔に関係する神経線維が動眼神経の表層を走行するために，外側から瘤によって圧迫されるとまず瞳孔の異常が出現するのに対して，糖尿病の時には動眼神経内部の軸索が障害され，まず外眼筋の麻痺症状が出現するためである。しかし，圧迫が一定以上続いたあとは別として，圧迫初期には瞳孔の異常を伴わない変わりものの，内頸動脈-後交通動脈分岐部動脈瘤も報告されているので，動眼神経麻痺を伴う患者に遭遇したときにはまず，最もこわい疾患である動脈瘤を疑って，この疾患を除外すべきであろう[45]。

また，出血前に，視力，視野の障害で発見される動脈瘤も少なくない。瘤の場所としては内頸動脈-眼動脈分岐部や前交通動脈の脳動脈瘤（図10 B）である[46]。動眼神経麻痺の脳動脈瘤とともに視力，視野障害をきたす動脈瘤も記憶していて欲しい。

10）脳動脈瘤破裂によるくも膜下出血の画像診断

（1） CTによる診断

　病歴や神経症状から動脈瘤によるくも膜下出血が疑われるときには，出血の確定診断として，CTが必須である。典型例では図4のように，脳底部のくも膜下腔の出血は白く，高吸収域として写ってくる。通常はこの部分は髄液があり，黒く低吸収域として描出される（図5）。このようなくも膜下出血の所見は動脈瘤破裂によるものとみなしてよいので，さらに腰椎穿刺で血性髄液を確認するのは無駄である。再出血の危険性を考えると腰椎穿刺はむしろ行ってはいけない検査といえる。細い針で穿刺して，わずかな量の髄液を採取するだけでも，髄液圧はかなり下がるが，この髄液圧の降下はくも膜下出血後のように頭蓋内圧が高い状態では特に著明である（図11，頭蓋内圧と容積曲線の関係）。

　つまり，初回出血後に頭蓋内圧が高い状態で周囲の脳組織によって瘤は圧迫されて止血されていたのに，腰椎穿刺でわずかな髄液を抜いても，著明に頭蓋内圧が下降して，瘤周囲の圧迫がとれ再出血をもたらす可能性が高いわけである。後に説明するが，再出血による死亡率はきわめて高いので，このような余分な検査は行わないようにすべきである。唯一，腰椎

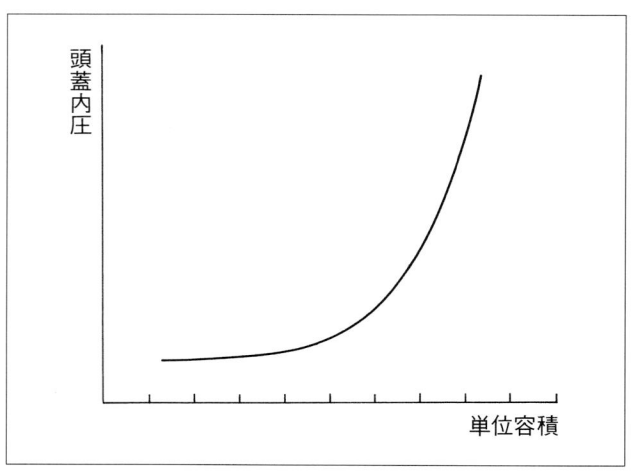

図11：頭蓋内圧-容積曲線
　頭蓋内に占拠性病変ができると，最初は代償作用によって，頭蓋内圧亢進は軽度である。病変の増大によって，容積が増大すると，（図の右側に進むにつれて），代償作用が消失する。このような状態になるとわずかな容積の増大が著明な頭蓋内圧亢進をきたす。また，逆に，頭蓋内圧亢進が著明なときには，少量の髄液採取によって，著明な頭蓋内圧の低下をきたす。

表4　Fisher 分類[47]

Group 1：血液の認められないもの
Group 2：びまん性に存在するか，すべての垂直層（大脳半球間裂，島回槽，迂回槽）に1 mm 以下の薄い層を形成しているもの
Group 3：局所的に血塊があり，(and/or) 垂直層の髄液槽内に1 mm またはそれ以上の血液層を形成しているもの
Group 4：びまん性くも膜下出血，またはくも膜下出血がなくても脳内または脳室内に血塊をみるもの

穿刺による髄液検査が必要なのは，臨床的にくも膜下出血が疑われるものの，CT で出血の所見が得られないとき，または髄膜炎の可能性があるときに限る。血性髄液が得られたならば，必ず遠沈して上清液のビリルビンの黄褐色調（キサントクロミー）を確認することによって，手技による血性の髄液と鑑別しなければならない。

　CT におけるくも膜下出血の程度の分類は後に述べる脳血管攣縮の出現を予測するものとして重要である。最も初期のものとして，Fisher の分類[47]がよく使われている（表4）。最近では，より高性能の CT があるので，より細かな新しいくも膜下出血の CT 分類がいくつか見られる。しかし，基本的には術前の CT の分類が転帰を予測するものとして，たいへん意義があるということに違いはない。

　くも膜下出血後の CT 所見の時間的な変化は出血の診断を行う上では大切である。出血後の数日以内に来院する患者では，脳底部のくも膜下腔は出血によって，白く高吸収域として描出されている（図4）。この所見が得られれば，くも膜下出血を見逃すことはないであろう。注意しなければいけないのは，この高吸収域がいつまでも続かないことである。出血後どのくらいで高吸収域が消えるかは最初の出血量によるが，高吸収域は2日間は100％に見られ，5日目には85％に減り，1週後には約半数に認められるに過ぎないと報告されている[48]。図4で示したように，出血直後は高吸収域として写っているが，次第に脳と同じような等吸収域となる。病歴が典型的なくも膜下出血の時にはこのような等吸収域の所見も異常な状態として見逃さないでほしい。

　動脈瘤破裂は脳内血腫や脳室内出血を伴うことも少なくない（図8，9）。他の原因による脳内血腫と基本的に異なるのは，脳底部くも膜下腔の出血，すなわち1次性くも膜下出血の所見を伴っていることである（図8，9）。動脈瘤は脳底部のくも膜下腔に存在するので，まずくも膜下腔に出血し，出血量が多ければ脳の中へ伸展し，さらに脳室内へと穿破する。脳内や脳室内出血の画像所見にまどわされることなく，脳底部くも膜下出血の所見を伴っていれば，出血の原因は動脈瘤であることを忘れないように注意したい。

(2) MRI はくも膜下出血の診断に有用か

　くも膜下出血の診断には CT が有用であるのに対して，MRI（Magnetic Resonance

Imaging：磁気共鳴画像法）では急性期の出血をよく描出しないので，急性期のくも膜下出血を含めた出血の診断には有用ではない．このことは脳梗塞の急性期の診断には，CT よりも MRI が梗塞巣を早期に描出するので，MRI の診断的価値が高いのと対照的である．

11）出血の原因である脳動脈瘤の診断

(1) 脳血管撮影

くも膜下出血の原因である動脈瘤の確定診断は脳血管撮影で行われる．通常は太股の付け根の大腿動脈からカテーテルを挿入によるセルジンガー法にて，脳に血液を供給している4本の動脈の脳血管撮影（両側の内頸動脈撮影と両側の椎骨動脈撮影の4本の脳血管撮影，つまり 4-vessels study）を行い，表5に示す脳動脈瘤の好発部位[17,49,50]を重点的に観察して，瘤の有無を検査する．4-vessels study を行う理由は動脈瘤症例の約 20％で，瘤が2個以上多発するからである（図12）．多発性の場合，どの動脈瘤が出血の責任病巣かを同定して手術を行わないと，再出血を防止することにはならない．脳内血腫を伴うような動脈瘤では血腫に近接する動脈瘤が責任病巣であるので，その診断は確実である．しかし，脳底部のくも膜下腔に左右差なく出血しているときには，なかなか責任の動脈瘤を診断することは困難である．一般的に大きい方の瘤，娘動脈瘤を有するなど形が不規則な瘤が出血しやすいといわれているが必ずしも確実ではない．

脳血管撮影の合併症は1万回に1回程度の確率で起こりうる．特に高齢者の場合には，動脈硬化が進行しており，カテーテルによって血管壁に付着している血栓が剥離して，脳の細い動脈を閉塞して脳梗塞をきたすことがある．また，破裂動脈瘤の患者では，検査中に再出血の可能性もありうる．発症後の超急性期，つまり6時間以内に脳血管撮影を行うと再出血の危険性が高いという報告も見られる一方で，検査中の鎮静や血圧のコントロールを十分に

表5 脳動脈瘤の好発部位

	Locksley[17]（1966）	溝井ら[50]（1983）	Nishimoto ら[49]（1985）
症例数（人）	2,672	1,080	4,750
前交通動脈	41.3％	34.0％	28.0％
内頸動脈	24.8	26.0	34.0
中大脳動脈	19.8	17.0	24.0
前大脳動脈	5.5	5.0	9.0
椎骨，脳底動脈	5.4	3.0	5.0
多発性		15.0	(13.0)

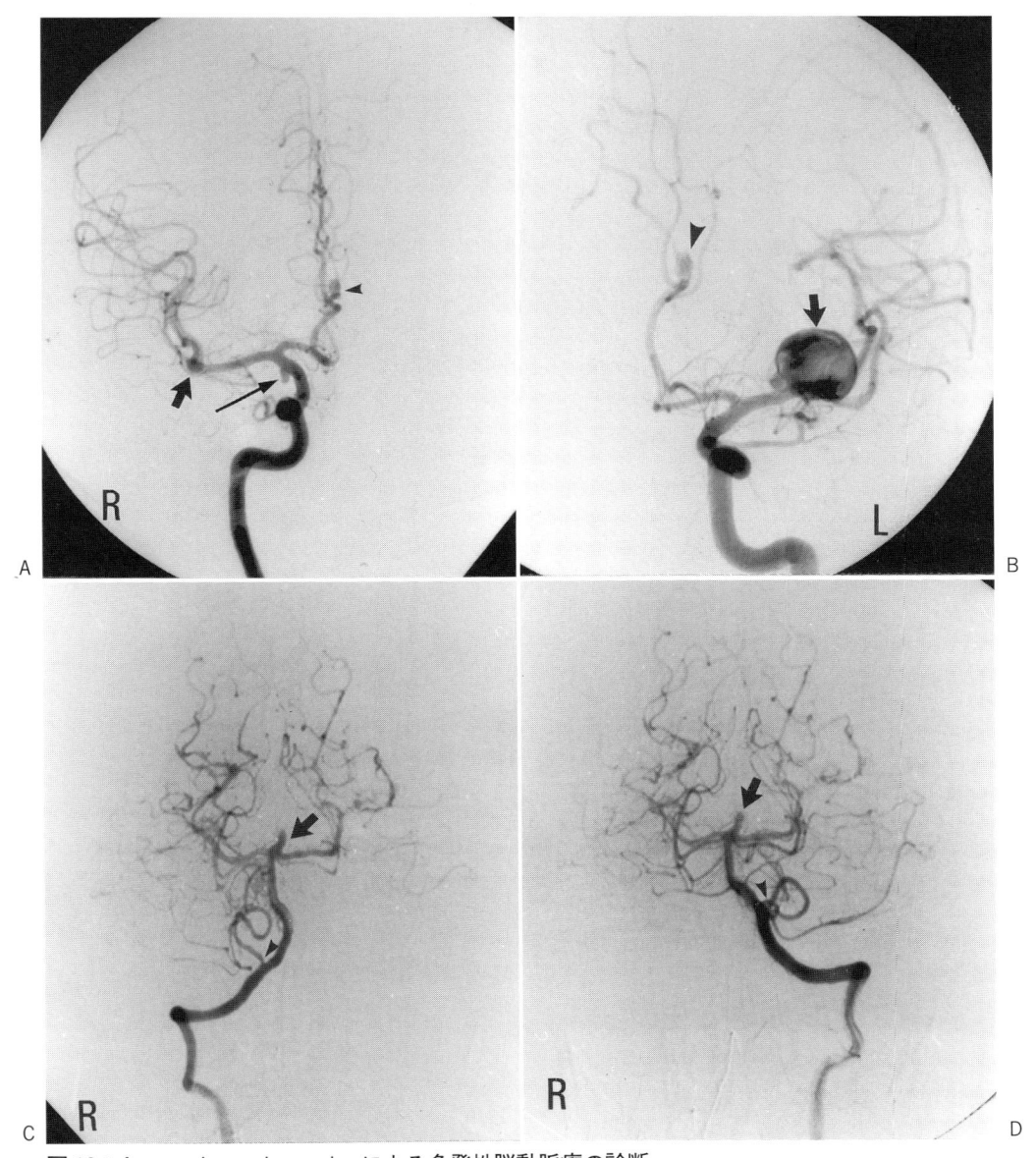

図12：4-vessels angiography による多発性脳動脈瘤の診断

A：右内頸動脈撮影，前後像。中大脳動脈瘤（太い矢印），内頸動脈後交通動脈分岐部動脈瘤（細い矢印），および前大脳動脈瘤（矢頭）を認める。

B：左内頸動脈撮影，前後像。中大脳動脈瘤（矢印），前大脳動脈瘤（矢頭）を認める。

C：右椎骨動脈撮影，前後像，D：左椎骨動脈撮影，前後像にて，脳底動脈先端部動脈瘤（矢印）を認める。左右の椎骨動脈撮影を行うのは，左右の後下小脳動脈分岐部（矢頭）の瘤の有無を確認するためである。

行えば，再出血は少ないという反論もある．脳血管撮影を行わないと瘤の確定診断はできず，再出血予防のための治療もできない．脳血管撮影で得られる利点の方が合併症よりも圧倒的に多いことを，十分に説明し，理解していただいて検査を施行しなければならない．

(2) 脳血管撮影で瘤が造影されないくも膜下出血

典型的な動脈瘤によるくも膜下出血のCT所見（図4）を示し，通常の4-vessels angiographyによって，瘤が描出されない症例が見られる．しかし，初回脳血管撮影で瘤が写らなくとも，再検査で描出されることがあるので，数週後の再検査は必要である．初回出血時の急性期に瘤が造影されない理由として，瘤の母血管が出血後の急性期に細くなる（早期の血管攣縮），周囲の小血腫による瘤の圧迫，瘤の血栓化などが考えられている．古いデータでは原因不明のくも膜下出血は20～30％を占めていたが，最近の画質のよい，詳しい脳血管撮影により，瘤が発見されない頻度は著しく減少し2～10％にすぎない[2]．一般に原因不明のくも膜下出血の転帰は良好であり，再出血も少ないといわれている[51]．長期的には，1年後に通常の脳血管撮影にて瘤が造影されないならば，その後は外来にて，2～3年に1度MRA（MR angiography：磁気共鳴血管造影）や3次元（ヘリカル）CT（3 dimentional CT，helical CT）にて経過観察を行うようにしている．患者への説明が重要であり，仕事もできなくなるような精神的な負担をかけるような説明は避けるべきである．

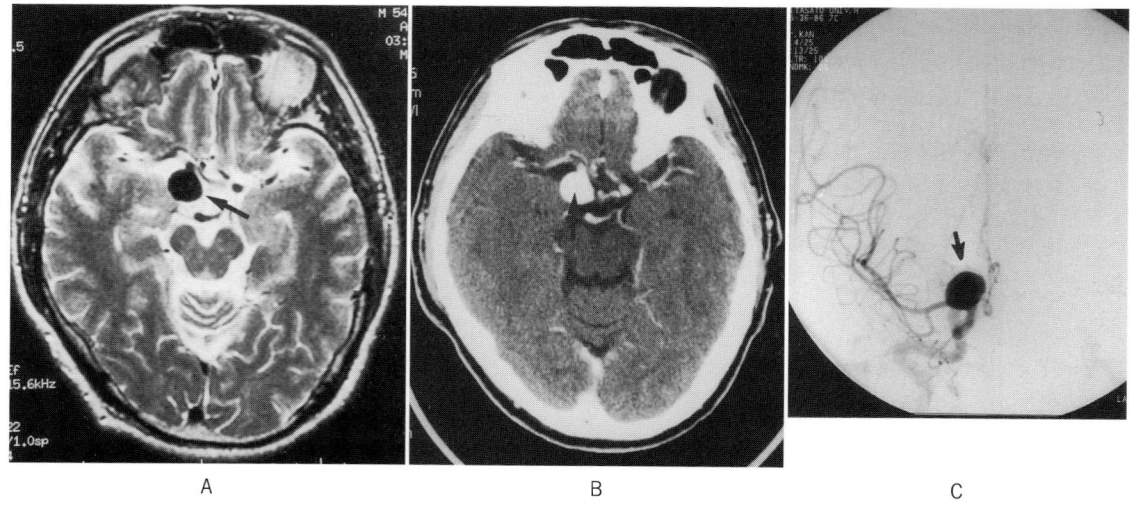

| A | B | C |

図13：MRI，造影CTによる脳動脈瘤の診断
A：MRI，T2強調像（脳底部くも膜下腔の髄液が白く，高信号域として描出されるMRI像），水平断．脳ドックで発見された右内頸動脈瘤．瘤は無信号域（signal void）として，黒く見える（矢印）．
B：造影CT，水平断．黒く描出されるくも膜下腔の髄液の中に，動脈と連続性をもって円形の瘤が造影されている（矢印）．
C：右頸動脈撮影，前後像．内頸動脈瘤が確認された（矢印）．

(3) MRIやCTによる脳動脈瘤の診断

　動脈瘤の診断方法としてMRI，MRA，造影CT，そして3次元CTが登場し，侵襲少なく瘤の診断が広く行われるようになった。瘤がある程度以上の大きさになると，血栓のない瘤は造影CTで円形に造影され，MRIでは無信号域（signal void）として描出される（図13）。また，瘤の中に血栓があって，部分的に瘤が閉塞しているときには，造影CTでは血液が流れている部分のみが造影される。MRIでは血流のある部分は無信号域を示すが，血栓の部分は高，等，低信号域などの混在した複雑な画像が得られる。かなり大きな瘤の診断しかできないために，スクリーニングとしての診断率には問題がある。動脈瘤のスクリーニングとして，現時点で最も広く用いられているMRAでは，4〜5mm程度の瘤の診断は可能であるがそれ以下のものの診断率は高くはない（図14）。このようなスクリーニング検査では，かならず偽陰性（瘤があるのに描出できない場合）のあることを患者に説明しておか

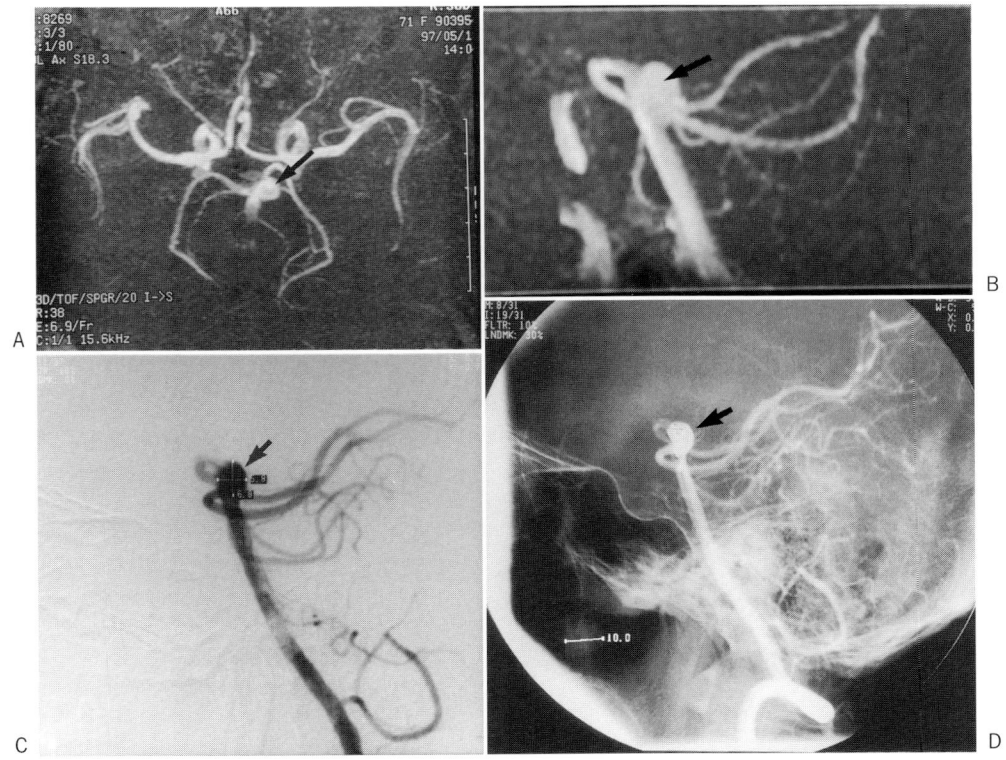

図14：MRAによる未破裂脳動脈瘤の診断とコイルによる血管内治療
　A，B：脳ドックのMRA（A：上方から頭蓋底部を見た像，B：側面像）で発見された脳底動脈瘤（矢印）。
　C：椎骨動脈撮影，側面像。脳底動脈瘤の確定診断がなされた（矢印）。数字は瘤の大きさを示す。
　D：椎骨動脈撮影，側面像。脳血管内治療でGDC system（コイル）によって塞栓術が行われ，瘤は造影されない（矢印）。

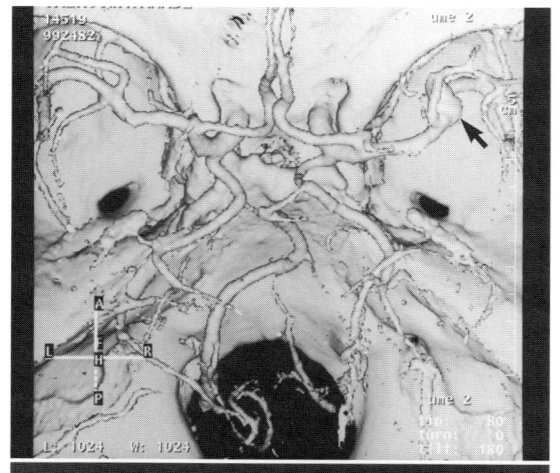

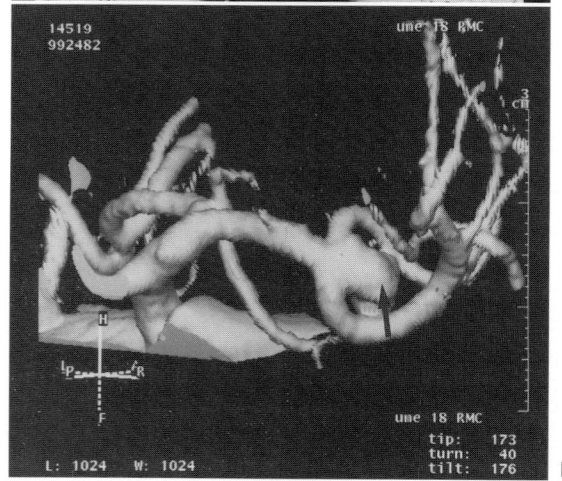

図 15：3 次元 CT による脳動脈瘤の診断
A：上方から，頭蓋底部を見た状態。脳底部のウイリス動脈輪を含む主幹動脈が明瞭に描出され，右中大脳動脈瘤が認められる（矢印）。瘤と頭蓋底部の骨との関係もよくわかる。
B：後方から前方を眺めた画像。右中大脳動脈瘤（矢印）と周囲の分枝との関係が明瞭に描出される（A と同一症例）。

なければならない。そのほかに，3 次元 CT による脳動脈瘤の診断も最近では可能になり，図 15 で示すような画像が得られる。瘤と母血管や近接する頭蓋骨組織の 3 次元的な関係がよくわかること，一端，動脈瘤の頸部クリッピング（Neck clipping）手術のなされた患者では，MRA よりもクリップによる影響を受けない画像が得られるなどの利点がある。いずれにしても，現時点では，確定診断には通常の脳血管撮影が必要であるが，将来これらの非侵襲的な方法で確定診断が可能な時機が到来するであろう。

12）脳動脈瘤の自然経過（初回出血と再出血による転帰）

　動脈瘤は一端くも膜下出血をきたし，治療を行わないで経過を観察すると，その結果はきわめて悪い。脳の血管の病気の中では自然経過が最もよくない。破裂動脈瘤の自然経過について，Ljunggren[52]によると，全症例の43％は初回出血で死亡するか，または手術できないほど重篤な状態に陥り，10年後でも神経症状を残さないような転帰の良好な症例は18％にすぎない。最近は救命救急センターの充実に伴って，ますます搬送される患者のなかで重症例の占める割合が明らかに高くなっている。斉藤[53]は救命救急センターに来院した連続144例のくも膜下出血の自然経過を検討したところ，来院時，すでに心停止，呼吸停止状態の最重症型（激症）が19％，高度な意識障害を示す重症型が30％であり，両者で約半数を占めていたと報告しているが，当然このような状態では瘤への直達手術は不可能である。また，軽症〜中等症のくも膜下出血は51％であったが，高齢者など手術適応からはずれた症例を除くと，実際に瘤への直達手術を行い得たのは42％にすぎないという。すなわち，破裂動脈瘤の経過観察を行うと，初回出血で死亡する率は約50％，重篤な障害を残すものは約20％程度であり，その自然経過はきわめて悪い[54]。われわれの施設でも，ほぼ同じような傾向であり，直達手術を行い得た患者はくも膜下出血で搬送された全患者の40％程度の年もある。このほかに救急車で来院する前に，死にいたるほど急速な経過を取る症例（突然死と称されるグループ）も存在するので，初回出血による死亡例はさらに多いことになる。このように急激に重篤な経過を取る患者が多いのは，動脈瘤は頭蓋内の脳血管障害のなかでは最も心臓に近い脳動脈の病変であるために，瘤内の動脈圧は高く，出血時に大量出血になることが多いためであり，他の脳血管障害では類を見ない状況が生ずるといえる。

　動脈瘤破裂後の死亡要因の大多数を占めるのは初回出血と再出血である[55]。1966年の多施設研究では再出血の時期については，1〜2週目にピークを持つと思われていた[17]。しかし，この成績はその後，出血後の急性期に搬送される患者が増加してから大きく変化した。つまり古いデータでは，重症例が搬送されないために，くも膜下出血の全貌が見えていなかったのである。1983年の多施設研究では，再出血が早い時期に発生することが明らかとなり，初回出血後，24時間以内が4.1％と最も多く，それ以降はピークがなく，1日，1.5％程度に再破裂をきたし，出血後2週以内の再出血率の合計は19％となる[56]。これらの再出血は一般的にくも膜下出血患者の3人に1人の割合で発生するとされ，再出血による死亡は50〜70％に達し，また，再出血はくも膜下出血の死因の25％程度を占める。

13）急性期の搬送について

　どのような患者が再出血をきたすかについては必ずしも明らかにされていないが，統計を取ってみると，初回出血で重症となった患者で高率であり，軽症例の約3倍という報告がある。また，時間的には初回出血後24時間以内に再出血のピークがあることは知られている[56]。再出血をきたす危険性の高くなる要素として，動脈瘤壁にかかる圧差（pressure gradient）が重要であり，この圧差は血圧から頭蓋内圧を引いた値である。したがって，再出血を防止するためには，この圧差を大きくしないこと，つまり血圧を上げすぎないことと，頭蓋内圧を下げすぎないように注意したい。くも膜下出血急性期には，血圧を下げすぎると，脳の虚血状態を増悪させるという考えもある。しかし，急激な全身血圧の上昇や頭蓋内圧の下降は瘤内圧の上昇をきたし再出血に働くわけであり，このような状態は避けなければならない。収縮期血圧が170 mmHg 以上と，それ未満で再破裂率を検討した報告によると，高い方が約2倍も再出血が高率であったと報告している[57]。また，不用意な腰椎穿刺による頭蓋内圧の下降も，瘤壁への圧差を高める方向へ働くために避けるべきであり，十分な鎮静と血圧管理のもとでの搬送が重要となる。どの程度の血圧が適当か？，最も適切な降圧剤は何か？，については大切な問題であるが，現状では誰も確実なことはいえない。経験的に収縮期血圧で140 mmHg 程度にして，降圧剤として，カルシウム拮抗剤（ジルチアゼム，ニカルジピン）が広く使用されている。カルシウム拮抗剤は頭蓋内圧を上昇させる危惧を有するが，私たちの基礎研究では軽度～中等度の頭蓋内圧亢進状態では，これらの薬剤は有意な頭蓋内圧の上昇をきたしていない。また，鎮静，鎮痛薬として，ミダゾラム，ペンタジンなどが使われている。

　発症後6時間以内の搬送はこの時期には再出血が多く危険であるという見解の一方で，搬送しないでこの危ない時間帯を非専門医の施設で見ていても，実際に再出血をきたした時の処置が適切に行われないとかえって問題が多いという意見も見られる。私の個人的な意見としては，関連する専門医と相談して鎮静，鎮痛，血圧のコントロールを適切に行い，早期に搬送すべきであると考えている。この際に，鎮静薬は，一端使ってしまうと，眠ってしまい，頭蓋内の病態が悪化したために意識が悪いのか，薬のために意識レベルが低下しているのか区別がつかなくなるので，ぜひ専門医の意見を聞いてから使用してほしい。

14）治療方法と治療成績

　破裂動脈瘤はすでに述べているように，直達手術などの治療をしなかった場合，その転帰は非常に悪い。Broderick[55]も言うように，くも膜下出血の死亡の原因はほとんどが初回出血と再出血である。初回出血による死亡ないしは重篤な神経脱落症状は未破裂の状態で診断し治療しなければ防止はできない。したがって，破裂動脈瘤に対して，私たちができることは，手術を含めた治療によって再出血を防ぎ，重篤な状態に陥ることを防止することである。また，動脈瘤に対する治療は決して意識障害など初回出血後から認められている症状をよくする治療ではないことを患者および家族に理解してもらわなければならない。

（1）手術適応と手術時期は

　破裂動脈瘤の手術時期については出血後の急性期（3日以内）にできるだけ早く手術をしようとする早期手術と，2週間ほど待ってから行う意図的晩期手術に分けられる。各々に利点と欠点が見られる。手術の目的の最大なものは再出血の防止であるので，再出血が急性期に高率に発生することを考慮すると，できるだけ早期に手術すべきである。しかし，脳にとっては出血後の急性期に血だらけになって赤く腫れ上がった状態（脳浮腫，脳腫脹の状態）で手術されるということはたいへん迷惑なことであり，手術によってさらに脳が傷つき，脳浮腫が増悪する可能性がある。脳にとっては出血のほとぼりが冷めた慢性期に手術された方がありがたい。したがって，いくら再出血を防止するという大義名分があるにしても，適応を度外視して早期手術を行い，死亡率や重篤な患者を増やすことは回避しなければならない。
　一般的な早期手術の手術適応は以下のように考えられている。まず，全身の重篤な合併症（高血圧，糖尿病，心疾患，慢性肺疾患，脳梗塞など）が見られないことが大切である。次に年齢であるが，まず普段から元気に日常生活を送っているか否かが重要なポイントである。絶対年齢で何歳以下に適応があるとか，無いとか言うのは必ずしも正しくないが，一般的には，普段から元気な人で65～70歳程度以下が早期手術の適応と思われる。近頃は70歳以上の人たちもたいへん健康な人が多いので，これらの方々の破裂動脈瘤を急性期に手術するかどうかは，出血前の生活程度を参考にして個々の症例で決定する。このように，年齢をある程度設定するのは手術がスムーズになされ，成功したときには問題はなかろうが，術後に意識がすっきり醒めなかったり，片麻痺が出現したりして，長期臥床状態に陥ったときには，やはり高齢者では肺炎，心不全などの呼吸器系，循環系の合併症を起こしやすくなるからである。また，入院が長期化すると，高齢者の場合，精神的にも肉体的にも，もとの状態に戻れない可能性が日ごとに増していくことも多い。
　破裂動脈瘤の重症度（表3，Hunt & Kosnik分類）も早期手術を行う上で重要な指標で

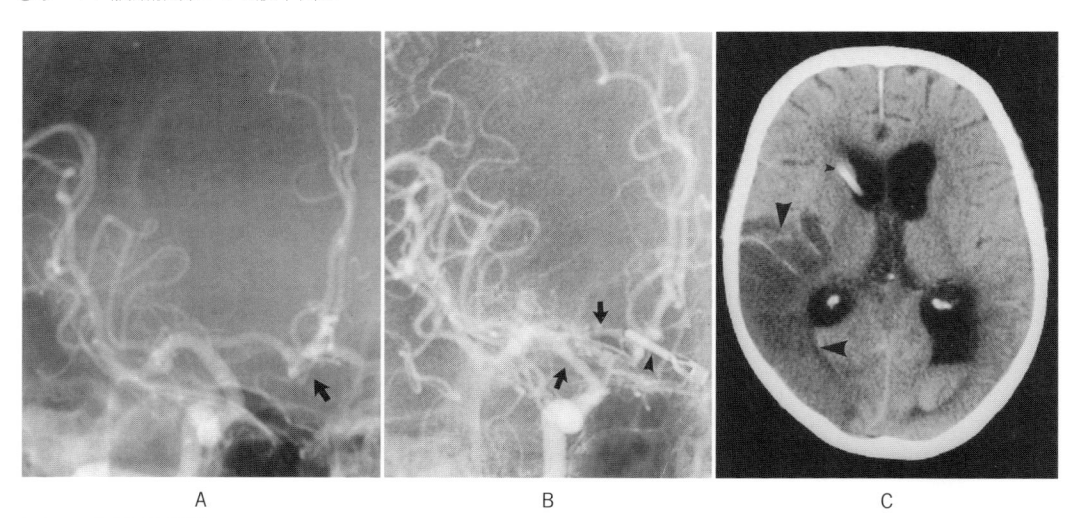

図16：脳血管攣縮
A：右頸動脈撮影，前後像（出血当日）。前交通動脈瘤を認める（矢印）。周囲の動脈に血管攣縮による狭細化は見られない。
B：右頸動脈撮影，前後像（7日目）。クリッピング手術後に意識障害と左片麻痺が出現。クリッピングは良好（矢頭）であるが，前大脳動脈と内頸動脈に血管攣縮のための狭細化が見られる（矢印）。
C：単純CT，水平断（10日目）。右中大脳動脈領域に梗塞巣が見られる（大矢頭）。チューブは脳室腹腔短絡術（小矢頭）
（宮坂佳男：くも膜下出血の原因疾患と臨床．year note 1999 SELECTED ARTICLES（医療情報科学研究所　編集）メディックメディア，p1330，写真4，1998）

ある。一般にGrade I, IIで出血後，意識が清明な患者は早期手術のよい対象となる。また，Grade IIIで軽度の意識障害のある症例（表3のJCSで2～10点）については施設によって方針が異なるが，われわれは全身状態や年齢を考慮して，できるだけ早期手術を行うようにしている。混迷状態のGrade IV（JCSで20～100点），深昏睡状態のGrade V（JCSで200～300点）については基本的には意識レベルの回復を待ってからの直達手術（意図的待期手術）を行うようにしている。しかし，Grade IV, Vで出血直後は意識レベルがかなり悪く，命令に全く応じなかった人が，次第に離握手などの簡単な命令に応ずる状態まで回復してきた患者（JCSで20点のGrade IV）では，Grade IIIに準じて早期手術を行う。また，Grade IV, Vの患者の意識を悪くしている原因がくも膜下出血よりは，むしろ一緒に伴っている脳内血腫であると考えられる患者では，早期に血腫摘出と同時にクリッピング手術を施行する。

　意図的晩期手術を予定し待機しているときには，再出血防止のために鎮静や高血圧の管理を行い血圧をあまり上げないようにする。また，多くはGradeの悪い症例なので，高張減圧剤（マニトール，グリセオール）や脳室ドレナージ（脳室を穿刺し，チューブを挿入し髄液を排液する方法，88頁，図36C参照）を駆使して，頭蓋内圧亢進に対する治療も必要になる。そして，後に述べる脳血管攣縮（瘤の母血管を含めて，脳動脈が細くなり，脳梗塞の症状が出る合併症）（図16）に対する治療を行わなければならない。脳血管攣縮の治療は動

脈瘤のクリッピング手術がすでにすんでいる患者でもたいへん難しいのに，未治療の破裂した瘤をそのままにして，この合併症の治療を行うことは至難の技である．たとえば，再破裂防止のためには体血圧を下げなければならないが，脳血管攣縮の治療はむしろ脳血流を維持するために体血圧を高めに設定しなければならず，相反する治療を考慮しなければならないのである．また，頭蓋内圧亢進のために脳室ドレナージで髄液を排液し，頭蓋内圧を下げることは脳組織にとっては好ましいが，未治療の瘤にとっては再出血をきたす可能性をはらんでいる．したがって，待期手術では再出血防止のためのあるいは脳血管攣縮に対する治療が中途半端なもので終わり，これらの合併症で失う患者が多い．そのために，私たちはとにかくクリッピング手術で再出血を防止して，積極的に脳血管攣縮に対する治療を行える状態にすることを目的に，Grade III や IV で意識レベルが上昇傾向にある患者にも早期手術を行っているわけである．

(2) 手術方法は

　開頭による手術用顕微鏡を用いた動脈瘤頸部のクリッピング手術が最もポピュラーで確実な方法である．動脈瘤へのアプローチは基本的にはウイリス動脈輪（図3，6）など脳底部くも膜下腔に位置する動脈瘤はどこでもほぼ同じように経シルビウス裂アプローチを行って瘤に近づく（図1）．脳を切開するのではなく，まず硬膜を切開して（図1A），前頭葉と側頭葉の間にあるシルビウス裂という隙間を使って瘤に到達する．シルビウス裂の表面にはくも膜があって，この膜を切ると髄液が流出してくる（図1B，C）．ここがくも膜下腔であり，くも膜下出血のときには血性の髄液がここから流出し，さらに出血が多いときには凝血塊がこのシルビウス裂を埋めている．この隙間を分けて奥へ進んでいくと，瘤の好発する脳底部の動脈とこの動脈に発生する動脈瘤が見えてくる（図1D）．動脈瘤と母血管の関係を明らかにして，種々のクリップ（図17）のなかで適切なものを選んで，母血管を温存して頸部のクリッピングを行う（図1E）．しかし，頸部が広く（broad neck）て，無理にクリッピングを行うと，母血管が狭細化して，この血管が血液を供給している脳組織の脳梗塞をきたす可能性の高い場合や，頸部付近から重要な血管が分枝していて，クリッピングの際にこの血管も閉塞してしまい，脳梗塞をもたらす危険性の高い場合にはクリッピング手術は断念する．このようなときには，動脈瘤のコーテング手術（Coating）が計画される．この手術法は，動脈瘤の壁を補強する治療方法であり，補強材料として種々のものが用いられてきたが，われわれはベムシーツで瘤全体を包み込んで，周囲に合成樹脂接着剤（ビオボンド）を塗布する．顕微鏡下で，瘤の全周を確認し，全体を補強することができれば，この治療法も再出血防止として有効とする報告が見られる[58]．

　その他，動脈瘤に対する直達手術が不可能なときには，動脈瘤の心臓側で内頸動脈結紮術を行ったり，瘤をはさんで母血管の心臓側と末梢側を結紮するトラッピング（Trapping）手術を行う．しかし，術前の耐用テスト（Matas test）で，閉塞予定の動脈を一時遮断した

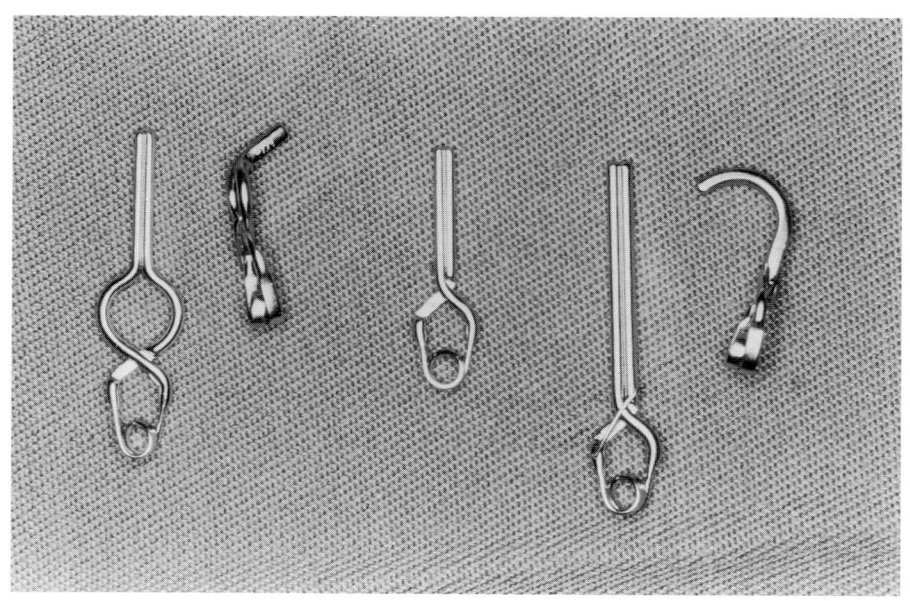

図17：クリッピング手術に使われる種々のクリップ

ときに神経症状が出現したり，脳血流低下が確認されるような患者では，手術でこれらの動脈をそのまま結紮することはできない。このような症例では，安全策として瘤よりも末梢の脳動脈の分枝と外頸動脈（頸部で総頸動脈から2本の動脈，つまり内頸動脈と外頸動脈に分かれる。外頸動脈は脳組織ではなく頭皮などに血液を送る。）の分枝との間でバイパス手術を行い，母血管を結紮してもその末梢の脳組織はバイパスからの血流によって，脳梗塞をきたさないようにする。

(3) 破裂脳動脈瘤の転帰は

1980〜83年にわたって行われた世界14ヵ国の68施設が参加した破裂動脈瘤の国際研究の結果が1990年に報告された[59,60]。手術した者もしない者も含めた破裂動脈瘤の患者は3,521人集計された。来院時の意識レベルと6ヵ月後の転帰を表6に示しているが，意識が清明な患者（表3，Hunt & Kosnik 分類にあてはめると Grade I，II に相当）では，通常の生活に復帰（表6CのGlasgow Outcome Scale：GOS[61]でGood recovery：GR）した者と，障害はあるが自活可能（GOSでModerate disabled：MD）な者を合わせると82％に達した。自立する患者の頻度は傾眠状態で搬送された者（Hunt & Kosnik 分類，Grade III に相当）では64％，昏迷状態（Hunt & Kosnik 分類，Grade IV に相当）では44％，昏睡状態（Hunt & Kosnik 分類，Grade V に相当）では16％に過ぎず，次第に減少する。逆に，死亡率は各々13，28，44，72％と次第に増加する（表6A）。出血後の意識レベル，言いかえると最初の出血による脳のダメージが転帰に大いに関係し，その他，転帰に関係する

表6A　くも膜下出血患者全体の転帰[59,60)]

意識レベル	Hunt & Kosnik 分類（表3）	GR	MD	SD	V	Dead
				(Glasgow Outcome Scale)		
清明（1,722人）	I, II	74 %	8 %	4 %	1 %	13 %
傾眠（1,136人）	III	53	11	6	2	28
昏迷（348人）	IV	30	14	8	4	44
昏睡（315人）	V	11	5	8	4	72
totals（3,521人）		58	9	5	2	26

表6B　破裂脳動脈瘤の手術成績[59,60)]

意識レベル	Hunt & Kosnik 分類（表3）	GR	MD	SD	V	Dead
				(Glasgow Outcome Scale)		
清明（1,882人）	I, II	79 %	8 %	4 %	1 %	8 %
傾眠（727人）	III	58	14	7	2	19
昏迷（202人）	IV	33	13	13	6	35
昏睡（111人）	V	13	13	19	10	45
totals（2,922人）		68	10	6	2	14

表6C　Glasgow Outcome Scale[61)]

1. 良好な回復（Good recovery, GR）：通常の生活に復帰
2. 中等度障害（Moderate disabled, MD）：障害はあるが自活可能
3. 重度障害（Severely disabled, SD）：意識はあるが自活不能
4. 植物状態（Vegetative survival, V）：反応もなく発語もない，植物状態
5. 死亡（Dead）

ものとして，再出血，脳血管攣縮，手術例では手術の合併症などが関係するとこの報告では述べられている。

　クリッピングなどの直達手術の行われた患者は2,922人登録されている。術前の意識レベルと術後6ヵ月の時点における手術成績を表6Bに示した。日常生活が自立できる者（表6のGOSでGRとMDを合わせた人数）の割合は手術時に意識が清明な患者（表3，Hunt & Kosnik分類でGrade I, IIに相当）では87％に達した。また，傾眠状態（同，Grade III）では72％，昏迷状態（同，Grade IV）では46％，昏睡状態（同，Grade V）では26％と次第に減少する。逆に，死亡率は各々8，19，35，45％と次第に増加する。これらの詳細な分析の結果，手術成績が良好であるためには手術前の意識レベルが良好なこと，出血以外に内科的な疾患がないこと，年齢が若いこと，血圧が正常であること，出血量が少ないこと，術前に再出血がないこと，術前に十分な補液が行われ脱水がないこと，脳内血腫を伴わないこと，くも膜下出血以外にCTで異常がないことが関係していると結論されている。

(4) 手術以外の治療方法は

　クリッピングなどの開頭手術のほかに，脳血管内治療による動脈瘤の塞栓術が新しい治療方法として行われている（図14, 18）。現時点ではGuglielmiらによって開発された，Guglielmi detachable coil（GDC）[62]による塞栓術が最も治療効果が高いと思われる[63,64]。GDC systemは電気的に離脱可能なプラチナコイルを用いて瘤の血栓化をもたらす治療法である。通常のセルジンガー法による脳血管撮影の要領で，大腿動脈からカテーテルを挿入し，動脈瘤の大きさに応じて種々のタイプのコイルを瘤内にいくつか挿入して瘤内に血栓を誘発し，内側からかためて出血を防止しようとする治療法である。

　GDC systemで治療した動脈瘤の最も大きいシリーズは1997年のVinuelaらによって報告されたものであろう[63]。403例の破裂動脈瘤にこの治療を行っているが，この治療を選択した理由は手術困難が半数以上の69％を占め，クリッピング手術不成功が13％，神経症状の重症例が12％，全身状態不良が5％であった。瘤は小型（4〜10 mm）が61％，大型（11〜24 mm）が35％，巨大（25 mm以上）が4％であり，手術の難易度の高い大きな動脈瘤の割合が多い。瘤頸部は狭いもの（4 mm以下）が半数以上の54％，広いもの（>4 mm）は36％であった。動脈瘤の部位は手術の難しいウイリス動脈輪後半部の動脈瘤（多くは図12, 14で示す脳底動脈瘤，ウイリス動脈輪については図3, 6参照）が半数以上を占めていた。破裂後の重症度（表3，Hunt & Kosnik分類）はGrade I, IIが46％，IIIが30％，IVが17％，Vが7％であり，出血後の重症度が高く，状態の悪い患者に対して，第1選択としてこの血管内治療が施行されたことが推察される。塞栓術は出血後の急性期に多く行われるが，全体の37％は出血後48時間以内に，さらに39％は遅くとも1週以内に塞栓術が行われている。

　治療成績は瘤が小型で，頸部も狭いタイプではコイルによる完全閉塞率が71％に達し良好であったが，大型や巨大なものでは完全閉塞率が各々35, 50％にすぎない。部分閉塞に終わった患者の約8％では，その後に外科的手術が加えられ，完全な瘤の閉塞が達成されている。合併症として，塞栓術の技術的な問題で神経症状の出現を見たものは約9％であるが，原因はコイルによる動脈瘤の破裂，瘤内血栓による末梢動脈領域の脳梗塞，瘤の母血管の閉塞が各々1/3であり，また，治療に伴う死亡率は1.7％にすぎなかった。不完全閉塞で瘤の1部が残存した症例では，再出血の危険性が残されるが，少なくても，塞栓術後6ヵ月の観察期間中の再出血率は2.2％であり，何ら治療をしていない破裂脳動脈瘤の自然経過よりもきわめて良好である。この論文の著者であるVinuelaら[63]は，長期的に見ると，不完全閉塞の瘤の安全性については疑問であるとしながらも，出血後の急性期には手術もできないような状態の悪い患者では，塞栓術でたとえ瘤の不完全閉塞に終わっても，再出血を防止する効果はかなり期待できるし，さらに後に述べる脳血管攣縮に対する積極的な治療が可能であるとの考えにもとづいて，何もしないで再出血を待つよりは早期に塞栓術を行っておくことの利点は大きいと述べている。317例の患者にこの治療を行い，平均22ヵ月経過を観察した最近のByrneら[64]も，この治療法の有用性を認めながらも，経過中に15％の

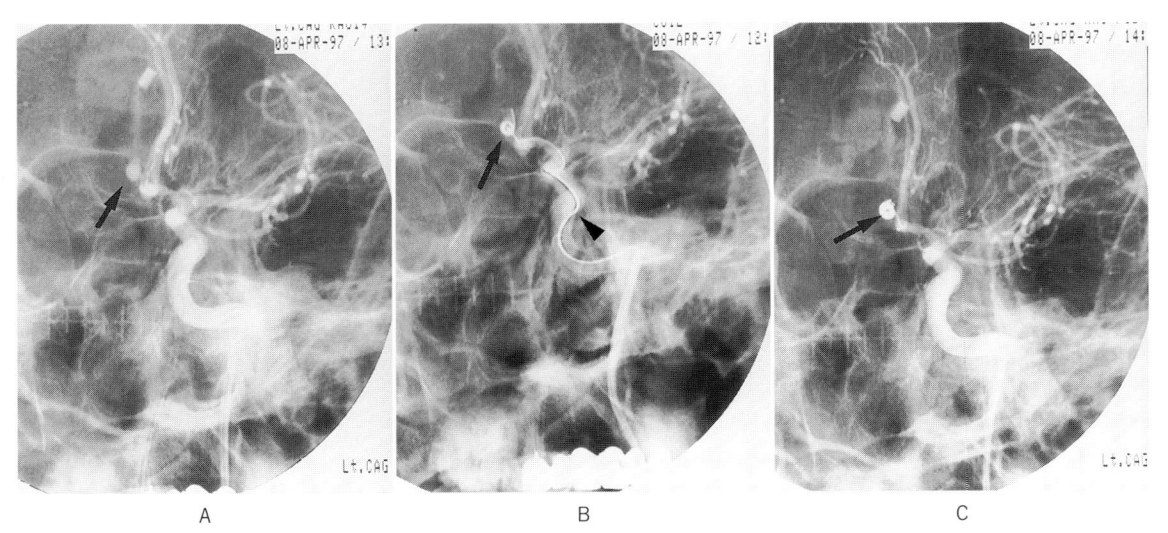

図18：出血後の急性期に脳血管内治療を行った前交通動脈瘤
A：左頸動脈撮影，斜位像。くも膜下出血で発症した前交通動脈瘤（矢印）。意識が悪いために出血当日に脳血管内治療を選択。
B：左頸動脈撮影，斜位像。カテーテル（矢頭）を血管内に挿入し，このカテーテルの中から，Guglielmi detachable coil（GDC）を瘤内に挿入（矢印）し電気的に離脱。
C：左頸動脈撮影，斜位像。コイルによる塞栓術後，瘤は造影されない（矢印）。

瘤は再び造影されて再治療が必要であったとして，治療効果を明らかにするためにはさらに長期の観察が必要であると述べている。

　私たちもこのGDC systemによる塞栓術を脳動脈瘤治療として用いている[65,66]。ほかの報告と同様に，小型で頸部が狭い破裂動脈瘤では高い完全閉塞率が得られている。急性期の破裂動脈瘤で，特に手術の難易度の高い動脈瘤や，Grade（Hunt & Kosnik 分類，表3）の悪い症例，全身状態が悪く手術に耐えられないような症例では有用な治療法であると思われる（図18）。また，出血しておらず，クリッピング手術の難易度の高い脳底動脈瘤などは本治療法のよい適応であろう（図14）。

　大型の瘤や広い頸部を有する瘤では，この治療法に大きな問題がある。しかし，クリッピング手術においても，このような瘤の手術は難易度が高いわけであり，新たな治療法の開発が望まれる。また，塞栓術では長期の経過観察で，本当に完全閉塞が持続するのか否か，不完全閉塞の瘤はどのような経過を取るのかについても確認されなければならない。脳神経外科医にとっても，患者にとっても，治療の選択肢の多いことはありがたいことである。しかし，塞栓術は患者に対する侵襲は確かに少ないが，施設によって合併症の率にかなりの差があることは明らかであり，開頭術に比べて侵襲は少ないが，危険性が少ないこととは同じでないことを念頭において，慎重を期してこの治療に望まなければならない。

15）脳動脈瘤破裂によるくも膜下出血の合併症

　動脈瘤破裂後で，最もこわいのは瘤からの再出血であることはすでに述べた。クリッピング手術が成功すると，瘤から再び出血することはない。しかし，その他にもいくつか乗り越えなければならない合併症があり，クリッピング手術だけうまくいっても，治療は終了していない。動脈瘤破裂のくも膜下出血に特有な合併症として脳血管攣縮（Cerebral vasospasm）があり，この存在が明らかになって以来，最も治療が困難な合併症として脳神経外科医を悩ましてきた。また，脳底部のくも膜下腔や脳室内に出血したために，図2で説明したような髄液の流れが障害されて水頭症という合併症も見られる。そのほか，くも膜下出血に限らず，脳腫瘍などでもよく見られ，脳神経外科領域で最も頻繁に遭遇する合併症として脳浮腫（Cerebral edema）がある。

（1）脳血管攣縮とは

　脳血管攣縮は動脈瘤破裂後に見られる特徴的な合併症であり，そのほかの原因によるくも膜下出血ではほとんど見られない。瘤の破裂直後に見られる早期攣縮（early spasm）は一過性であり，その後の転帰には影響を与えない。これに対して，瘤破裂数日後に見られ，1〜2週間持続する遅発性攣縮（delayed spasm）は再出血とともに，転帰に悪影響を及ぼす重大な合併症である。1990年に報告された国際共同研究[59]では，くも膜下出血の患者（3,521人）で，死亡ないし障害を残したものが42％に達したが，このうちの約1/3はこの血管攣縮が原因であると報告されている。

　血管攣縮の病態については多くの研究がなされているが，いまだにその発生機序は不明である。攣縮をきたす要因についてコンセンサスが得られているのはくも膜下出血の程度であり，出血量が多いほど症候性の攣縮をきたす頻度は高くなるといわれている[47]。

（A）症状と診断は

　くも膜下出血後4〜15日に頻発し，1週目くらいに最も多い。この時期に片麻痺や失語症などの脳の虚血症状が出現したときには脳血管攣縮を強く疑う。確定診断は脳血管撮影で攣縮，つまり動脈が細くなっていることを確認することである（図16）。攣縮の発生しやすい時期に脳血管撮影を行った報告では，血管撮影上の攣縮は約70％程度に確認される。しかし，実際に症状を伴うものはこのうちの半数以下である。CTでは，治療の開始が遅れたり，治療効果が不充分であると攣縮血管の支配領域に梗塞巣が出現する（図16）。攣縮を可能な限り早期に発見するために，いろいろな検査が行われているが，経頭蓋骨ドップラー（transcranial doppler）による脳底部主幹動脈の流速の測定は補助的検査として有効である

という報告が多い。この検査で攣縮を診断するためには，流速の絶対値を参考にするよりは，前日と比較して，攣縮が進行すると急激に流速が変化して早くなることを指標にした方が有用であると言われている。いずれにしても，最も重要なことは注意深く診察して，神経学的なわずかな悪化を見落とさずに，早期に発見することが診断の基本である。

(B) 治療は

　脳血管攣縮に対する根本的な治療はないが，攣縮による虚血症状を重篤なものにしないように種々の治療法が併用されている。くも膜下出血後は頻回の嘔吐や経口摂取不足のために脱水状態に陥りやすい。したがって，まず基本的な考え方として適切な補液と異常な低血圧による脳血流量の低下を防ぐことが大切である。攣縮による虚血症状を最小限にするための積極的な治療法として，最も多く行われているのは全身の循環血液量を増やすことと意図的に血圧を上げる高血圧治療であろう。これらの治療は開始のタイミングがきわめて大切であり，治療が少しでも遅れると脳梗塞に陥ってしまい，神経の脱落症状は不可逆的になってしまう。神経学的検査を経時的に行い，できるだけ早期に攣縮による虚血症状の徴候を把握して早期に治療を開始することがきわめて大切である。通常の脳梗塞のように急激に脳の局所症状が出現して，症状が完成することはむしろ少ない。症状はどの動脈に攣縮が強いかで異なるが，出血後に意識も清明であり，脳の局所症状も全くなかった患者が数日後から，不穏状態になったり，軽い片麻痺や言語障害が出現したり，回復したり，これらの症状が変動している時期を見落とさないことが早期診断には最も重要である。このような攣縮の兆候が少しでも見られたら，脳血管撮影で診断を確定して積極的な治療を開始する。しかし，もともと意識の悪い患者では，この微妙な変化をとらえることがなかなか難しい。このような場合，経頭蓋骨ドップラーによる流速の経時的測定を行う。攣縮出現時期にルーチンに脳血管撮影や脳血流測定などを行って攣縮を診断し治療を開始する。攣縮出現時期に下記で説明する治療を予防的にはじめるなどの方法がなされる。

　私たちは早くから血漿製剤であるアルブミンを静脈内に投与することによって循環血液量を増加させる方法が攣縮による症状の発現率を有意に減少させることを報告した[67]。それ以来，多くの施設でこの方法が有効であるとして頻繁に用いられている。血漿製剤の他に全血輸血を用いることもある。血漿製剤にて循環血液量を増加させること（Hypervolemia），血液を稀釈して流れやすくすること（Hemodilution），および高血圧療法（Hypertension）の3つの治療法を各々の頭文字をとって3H療法と称し，併用している施設も多い。

　なお，正常な状態では脳血管の自己調節能（autoregulation）のために，体血圧が60〜160 mmHgでは，血圧を変化させても脳血流量は一定に維持される（図19）。すなわち，体血圧が下がると，脳の細動脈は拡張して脳血流を増加させ，逆に上昇すると，血流が増えすぎないように収縮する。くも膜下出血後にはこの調節能が障害されているために，体血圧を上げてやると平行して脳血流量が増加するために，虚血症状の出現を防ぐ方向へ働くわけである。しかしながら，高血圧療法はCTで脳梗塞状態に陥った患者に行うと，梗塞巣から出血（出血性梗塞）をきたしてしまうので危険である。なお，調節能の障害された状態では，

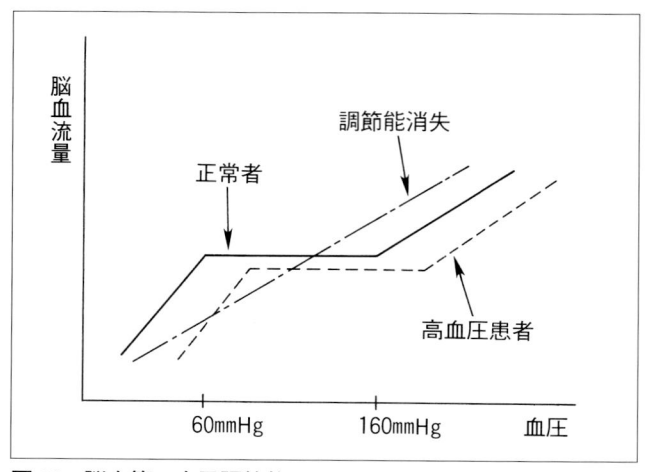

図 19：脳血管の自己調節能
　正常な状態では体血圧が 60〜160 mmHg では，血圧を変化させても脳血流量は一定に維持される。くも膜下出血では自己調節能（autoregulation）が障害されていることが多いので，体血圧と脳血流量は平行して変化する。また，未治療の高血圧の患者はこの自動能が右側に偏位しており，正常な状態よりも軽度の低血圧で脳血流量が減少してしまうので注意が必要である。

　脱水などによる不用意な血圧の低下はぎりぎりな状態で維持されていた脳血流量を低下させて，容易に虚血症状の出現につながるので注意しなければならない。
　脳底部のくも膜下腔の凝血塊が溶解して，攣縮物質が産生され，これが脳血管に悪影響を与えるとの考えから，早期に凝血塊を溶解して頭蓋外へ排出させる治療も盛んに行われている。出血後早期にクリッピング手術を行って，同時に脳底部くも膜下腔の主幹動脈周囲の血腫を血管を傷つけない程度に除去する。さらに，同部にドレーンを留置して，術後に髄液と一緒に残りの凝血塊が外部に排出できるようにする。血腫を積極的に溶解させるために，ウロキナーゼ（urokinase）や組織型プラスノーゲン賦活物質（tissue-type plasminogen activator：t-PA）を手術中に脳底部のくも膜下腔の髄液中に注入したり，この部分に設置したドレーンから，これらの薬剤を術後に髄腔内へ投与して，血腫を持続的に溶解して排液する方法も行われている[68〜70]。ただし，わが国ではこれらの効果ある薬剤の髄腔内投与は保険の適用がいまだに認められていないのは残念である。
　その他にカルシウムチャンネル遮断剤（ニモジピン nimodipine，ニカルジピン nicardipine），トロンボキサン合成酵素阻害剤（オザグレルナトリウム），カルシウム依存性血管平滑筋細胞収縮機構を抑制し血管拡張をきたす塩酸ファスジル，プロスタサイクリン生成促進剤（フマル酸ニゾフェノン）などの薬剤が，他の治療との併用療法として使用されている。この中で，カルシウムチャンネル遮断剤は脳血管攣縮時に穿通枝などの細い脳動脈のレベルで作用すると考えられており，3H療法（循環血液量を増加，血液稀釈，高血圧療

法）に併用している施設も多い。

　また，脳血管にカテーテルを挿入し，攣縮血管まで進めてバルーンで細くなっている部分を拡張させる経皮的血管形成術（percutaneous transluminai angioplasty）も行われている。また，攣縮血管に血管拡張剤である塩酸パパベリンを動脈内に投与して拡張をもたらす方法も試みられ，有効であると報告されている[71,72]。しかし，投与量，投与時期などの関係から逆効果の報告[73]も見られるので注意したい。

　なお，最近低体温療法が重症頭部外傷の転帰を改善するのに有効であるとの報告がいくつか出されている。重症くも膜下出血例に対しても，脳保護の観点からこの治療法の応用が期待されている。しかしながら，低体温療法をくも膜下出血後に脳血管攣縮が高率に出現するとされる数日から2週間程度の期間中に行い，その後に体温を正常に戻していくと，通常よりもかなり遅れて急激に攣縮が出現し脳腫脹をきたすという報告が少なくない。低体温療法はただ単に攣縮の出現時期を後送りしているに過ぎないとの考えも見られ，現時点では，低体温療法のくも膜下出血に対する有効性については議論の多いところである。

(2) 水頭症とは

(A) 急性水頭症について

　水頭症を理解するためには，図2で説明した脳脊髄液の産生とその流れ，および吸収についていま一度，復習してほしい。出血の程度がひどければ脳底部のくも膜下腔は凝血塊で埋められており（図6），側脳室で作られて脳室を経由して脳底部のくも膜下腔まで流れてきた髄液は急激に流れが悪くなり，上流の脳室では水が増えていつ洪水になってもおかしくない状態となっている。髄液は1日500 mlほど作られるので，この量の髄液が流れにくくなると，側脳室，第III脳室，第IV脳室のいずれの脳室にも髄液がたまり拡大する。このような状態が出血後の急性期に起こる急性水頭症（acute hydrocephalus）であり，頭蓋内圧は正常よりも高い，高（脳脊髄液）圧性の水頭症である。また，脳室内に出血を伴うものでは，やはり，髄液の流れが悪くなるために，出血部位よりも上流の脳室に髄液が貯溜して拡大することになる。

a) 症状と診断は

　くも膜下出血では，最初の動脈瘤の破裂で，すでに頭蓋内圧は亢進している。そのような状態のもとで，この急性水頭症が加わると頭蓋内に髄液が増加するために，頭蓋内圧はさらに高くなる。拡大した脳室によって内側から脳組織全体が圧迫されるかたちとなり，脳全体の機能が低下した症状として意識障害が新たに出現したり，増悪したりする。しかし，片麻痺とか失語症などの脳の局所の症状は通常は見られない。

　診断はこのような神経症状の時間的推移と，CTにて脳室の大きさが進行していることを参考にして行う。

b）治療は

出血後の髄液は血性なので，後に説明する脳室腹腔短絡術よりは脳室ドレナージを行うことが多い（図36 C）。脳室に細いドレナージチューブを入れて，一定の圧以上に頭蓋内圧が高くなったときに，髄液がチューブから流れるように圧の設定を行っておく。瘤のクリッピングを行う前の患者では，髄液をぬきすぎて頭蓋内圧を下げすぎると，再出血をきたす危険性が高くなるので厳重な注意が必要である。

(B) 正常圧水頭症とは

1965年，HakimとAdamsにより提唱された水頭症であり，症状は記憶障害，思考，行動の緩慢ないしは欠乏などの精神症状，不安定歩行，尿失禁の3つが特徴的と言われている[74]。髄液圧は180 mmH$_2$O以下と正常値を示し，画像では全ての脳室系の拡大が見られ，外科的手術によって脳室と腹腔などの短絡術を行うと劇的に症状が改善する。以上が典型的な正常圧水頭症（Normal pressure hydrocephalus：NPH）の特徴である。特発性といって原因が不明なものと，症候性の正常圧水頭症がある。症候性の代表的な原因は動脈瘤によるくも膜下出血であり，出血後の脳表面とくも膜の癒着によって，髄液の循環や吸収が障害されてこのような合併症が発生する。

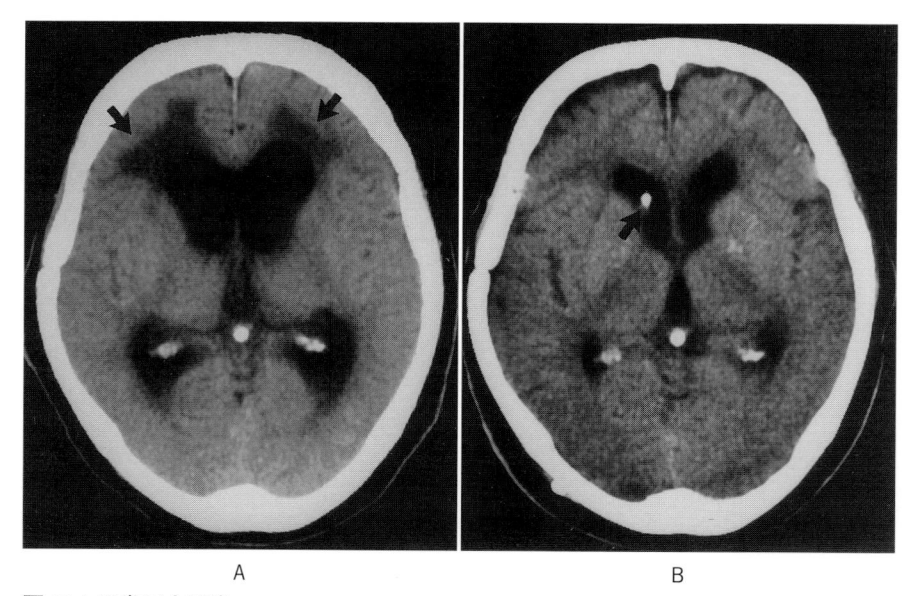

図20：正常圧水頭症
A：単純CT，水平断（術前）。くも膜下出血から1ヵ月後に，記銘力障害，尿失禁，歩行障害が見られた患者。側脳室を含むすべての脳室の拡大が認められ，脳表の脳溝の拡大などの脳萎縮の所見はない。脳室周囲には脳室周囲の低吸収域（Periventricular lucency, PVL）（矢印）が見られる。
B：単純CT，水平断（脳室腹腔短絡術後）。症状が劇的に改善し脳室も正常に戻っている。矢印は短絡術のチューブ。

a） 症状と診断は

くも膜下出血後，1～2ヵ月経過して，上記のような症状が出現し，経時的なCTで，全脳室系の拡大が進行していることを確認するとその診断は困難ではない。脳室の拡大は脳萎縮の患者でも見られるが，水頭症では脳萎縮のときのように脳溝（脳表面の脳の隙間）の拡大が見られないことが条件となる。また，CTでは脳室周囲の低吸収域（傍脳室周囲低吸収域：Periventricular lucency または low density，PVL）を伴うことも特徴的とされており，髄液が脳室壁を通過して脳内に漏れ出ている所見といわれている（図20）。髄液の循環動態の異常を確認するには RI cisternography（Radioisotope：RI，ラジオアイソトープによる脳槽造影）を用いる。正常では腰椎穿刺にて腰部のくも膜下腔へ注入されたラジオアイソトープは腰部のくも膜下腔から髄液腔を通過して頸部に到達する。ここから脳室へは入らず，脳底部くも膜下腔，脳表を髄液の循環に沿って流れ，18～24時間で傍矢状部のくも膜顆粒から吸収される（図2の髄液の循環を参照）。正常圧水頭症の RI 脳槽造影では，注入されたラジオアイソトープは脳室内へ逆流して24時間以上この部分に停滞し，48時間経過してもラジオアイソトープが傍矢状部に集積せず，さらに上矢状静脈洞へ吸収されない。正常圧水頭症ではこのような正常の髄液の吸収が遅延しているのである。ラジオアイソトープの代わりに水溶性造影剤を使って，経時的にCTを撮影しても髄液の循環，吸収の異常の有無は検査できる（CT cisternograpy，CTによる脳槽造影）。

出血後，意識が正常か軽度の意識障害例では，正常圧水頭症による症状はとらえられやすい。しかし，中等度以上の意識障害が見られる患者では，気がつかないうちに，この水頭症による症状が加わっていることがあるので，診断はなかなか難しい。このような患者では，経時的なCT検査で，脳室の拡大の進行を把握するか，またはRI脳槽造影で髄液の循環や吸収の異常を確認するしか方法はない。

b） 治療は

髄液の循環と吸収が悪いので，産生される髄液を腹腔に流して，腹膜で吸収させる方法（脳室腹腔短絡術）が最も一般的な治療法である。くも膜下出血後のように，症候性の正常圧水頭症は手術効果がきわめて高い（図20）。高齢化社会になって，痴呆として老人病院に入院している患者の中で，このような疾患が見落とされていることがある。1次性にせよ，2次性にせよ，くも膜下出血に既往のある患者では，外科的治療によって改善が可能な痴呆ということで，見落とさないでほしい。

（3） 脳浮腫とは

脳腫瘍，外傷，血腫，脳梗塞などのいかなる原因でもよいが，水分の貯溜による脳容積の増大した状態を脳浮腫（Brain edema）という。げんこつで殴られて，頭にたんこぶができるようなものと考えてみたらわかりやすい。動脈瘤の破裂で脳が衝撃を受けて，その部分を

(A) 症状と診断は

　動脈瘤破裂後の急性期に見られる合併症の1つであり，症状は脳浮腫が脳組織全体に発生したときには局所の脳症状よりも，意識障害が主体となる。また，脳内血腫を伴うときには血腫周囲に脳浮腫が強くなり，脳血管攣縮によって攣縮血管領域が梗塞に陥ったときには，この部分に浮腫が出現しいずれも局所の症状が増悪するであろう。いずれにしても，脳浮腫は頭蓋内圧亢進の原因として重要である。

　CTでは，水分の含有量が増加するので，低吸収域として描出される。また，水頭症とは対照的に脳室系は周囲から圧迫されて，正常よりも小さく見える。

(B) 治療は

　まず，できるならば血腫など脳浮腫をもたらしている原因に対する治療を行わなければならない。脳浮腫そのものに対する治療はないが，これに伴って高くなっている頭蓋内圧を降下させるために，グリセオールやマニトールなどの高張減圧剤が使用される。

16）解離性脳動脈瘤とは

　動脈壁は内側から内，中，外膜の3層構造をしている。動脈壁の内側に何らかの原因で亀裂（解離）を生じ，血液が亀裂部から壁のなかに流れ込んで（解離腔に流入して），この部分に血腫を作る。動脈壁内に血腫ができると結果的には血液が流れている内腔を狭くしたり，閉塞させたりする。また，正常の3層構造がこわされている動脈壁は血圧によって動脈の外側に向かって動脈瘤様に拡張する（図21，22）。解離が動脈壁の内膜と中膜間であれば動脈解離（arterial dissection）といい，中膜と外膜間で解離をきたし瘤状に拡張した状態を解離性動脈瘤（dissecting aneurysm）と呼ぶことがあるが，その使い分けは一定していない。部位により頭蓋内と頭蓋外の動脈解離，原因により外傷性と特発性に区別される。動脈瘤様に膨れた部分の外膜が血圧に耐え切れずに，破裂したときには1次性くも膜下出血と全く同じ状態となる。解離した部分で血管を閉塞したり，解離部にできた血栓がもっと末梢に流れて，細い部分で閉塞すると脳梗塞の症状が見られる。

　本邦および外国例をまとめた山浦らの報告[75,76]によると，解離性動脈瘤は内頸動脈系と椎骨脳底動脈系に発生し，椎骨脳底動脈系が多く83％を占め，内頸動脈系は17％と少ない（各動脈系については図3，6，12を参照）。わが国では，椎骨脳底動脈系が圧倒的に多く，外国例ではやや内頸動脈系が少ない程度である。椎骨脳底動脈系では椎骨動脈に好発し，内

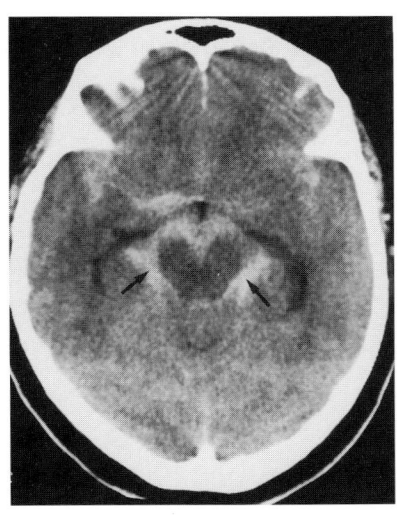

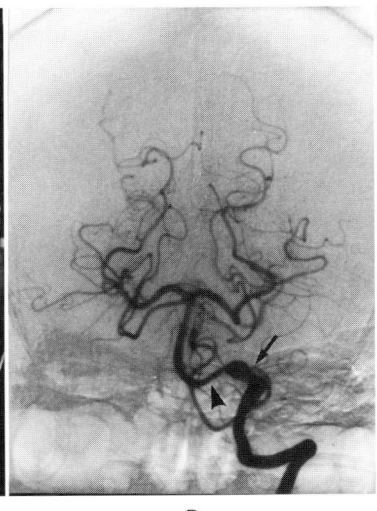

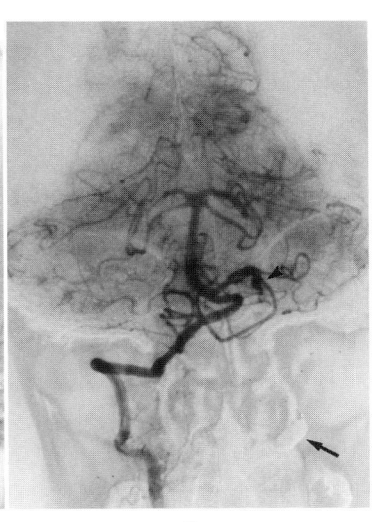

図21：椎骨動脈の解離性動脈瘤（母血管の近位部閉塞による治療）
A：単純CT，水平断。1次性くも膜下出血を示す。通常の動脈瘤破裂に比して，中脳周囲など後頭蓋窩のくも膜下出血が強い（矢印）。
B：左椎骨動脈撮影，前後像（治療前）。解離性動脈瘤に特徴的な"Pearl and string"，すなわち真珠様に膨隆した部分（矢印）と，その末梢に狭窄した部分（矢頭）が見られる。
C：右椎骨動脈撮影，前後像（脳血管内治療後）。左の椎骨動脈の近位部をバルーンで閉塞（矢印）。治療後の右椎骨動脈撮影では左の椎骨動脈の1部が逆行性に造影される（矢頭）が，瘤の造影は見られない。
（宮坂佳男：くも膜下出血の原因疾患と臨床．year note 1999 SELECTED ARTICLES（医療情報科学研究所　編集）メディックメディア，p 1333，写真6，1998）

頸動脈系では内頸動脈と中大脳動脈にほぼ同程度発生する。いずれも40歳代に発生率のピークがあるが，内頸動脈系では10歳代にもう1つのピークが見られる。したがって，内頸動脈系の平均年齢（32歳）は椎骨脳底動脈系（47歳）よりも若く，特に，内頸動脈系の非出血例で最も年齢が低い。男性に多く，女性の約2倍である。

(1) 症状と診断は

　　解離性動脈瘤は脳底部くも膜下腔を中心とする1次性くも膜下出血の症状と動脈閉塞による脳梗塞の症状がほとんどであり，ごくまれに動脈瘤による圧迫症状が報告されている。解離性動脈瘤全体から見ると，くも膜下出血が半数以上を占めるが，部位によって症状に特徴がある。くも膜下出血は椎骨脳底動脈系では半数以上の64％に見られるのに対して，内頸動脈系のみに限定してみると22％にすぎない。また，くも膜下出血全体から見ると，椎骨脳底動脈系の解離性動脈瘤が占める割合は臨床の現場で経験する症例を対象とした報告では，2.1～3.2％程度といわれ[77,78]，解剖によるものではこれよりもやや多く，4.5％[79]という報告である。破裂後重篤な状態に陥り，解離性動脈瘤の確定診断が成されていない未確認の

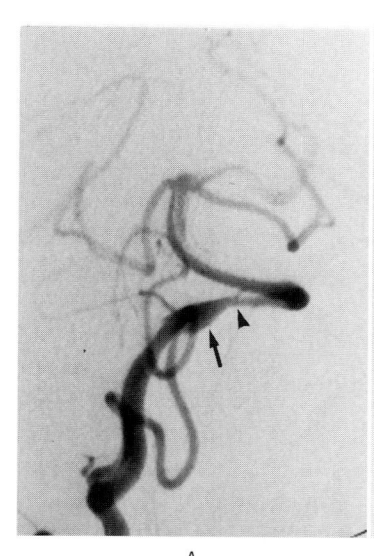

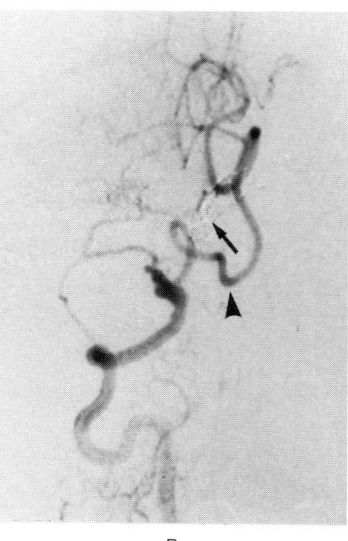

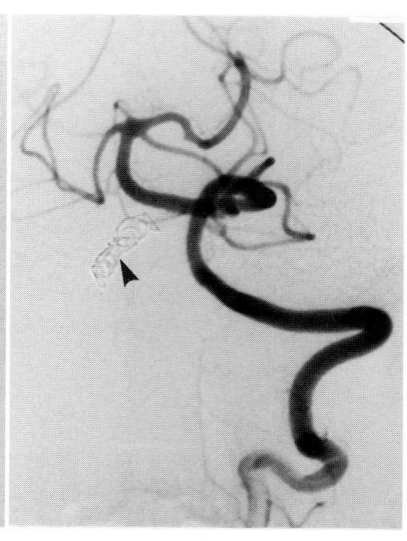

図22：椎骨動脈の解離性動脈瘤（動脈瘤および母血管の塞栓術による治療）

A：右椎骨動脈撮影，前後像（治療前）。くも膜下出血で発症した患者。瘤は"fusiform dilatation（紡錘状拡張）"を示し（矢印），その遠位部に狭窄を伴う（矢頭）。

B：右椎骨動脈撮影，前後像（脳血管内治療後）。Guglielmi detachable coil（GDC）にて，瘤と母血管である右椎骨動脈を閉塞（矢印）。塞栓術後瘤と後下小脳動脈（矢頭）より末梢の椎骨動脈は造影されない。

C：左椎骨動脈撮影，前後像（脳血管内治療後）。左椎骨動脈撮影では病変側の右椎骨動脈および瘤は造影されない。矢頭はコイルを示す。

患者のいることを考えると，実際にはもっと多いと思われる。

　CTでは，通常の嚢状動脈瘤による1次性くも膜下出血の所見と区別はつかない。しかし，椎骨動脈の解離性動脈瘤では，椎骨動脈が後頭蓋窩の脳幹周囲に位置している関係から，この部分に強いくも膜下出血をきたすことが少なくない（図21）。くも膜下出血の症例では，急性期にどのくらいの割合で再出血をきたすかが治療を行う上で，重要な問題である。再破裂の発生率は25％〜71％[78,80]と報告者によってばらつきが多いが，これは出血後の超急性期の患者を多く見ている施設とそうでない施設の違いを反映している。最近では再破裂は数時間以内が多い[81]とするものや，約半数は24時間以内に発生するという具合に，超急性期の再出血を強調する報告が数多くでている。また，再出血の80％は遅くても1週間以内に発生し，1〜2ヵ月以降の慢性期の再出血は少ない[78]。急性期にどんどん出血を繰り返して死亡をするのを防ぐためには，早期に診断して適切な治療を行わなければならない。

　解離性動脈瘤ではくも膜下出血によらない強い頭痛発作も特徴的である。血管壁の解離痛，すなわち，3層の動脈壁を裂いていく時の血管痛と考えられている。特に，椎骨脳底動脈系の解離では後頭部から後頸部にかけての強い痛みに注意すべきであり，出血や虚血症状の前駆症状として見落としてはならない。椎骨脳底動脈系の解離性動脈瘤の約半数に前駆症状としてこのような痛みを認め，それらの約半数は24時間以内にくも膜下出血をきたしたという報告は注目に値する[78]。また，このような後頸部や後頭部痛に前後して，脳梗塞の症状が

見られるときにも解離性動脈瘤の存在を強く疑うべきである。

　解離した部分で脳動脈の閉塞をきたしたときには，その動脈が支配する領域の脳梗塞の症状が見られる。また，解離した血管壁から剝離した血栓が末梢へ流れて行き，末梢血管を閉塞して脳梗塞による神経症状をもたらすこともある。解離性動脈瘤による脳梗塞では，椎骨動脈の閉塞による延髄外側症候群（ワレンベルグ症候群）が最も多く，約半数を占める[75,76]。この症候群の典型的な経過はまず回転性めまい，嘔気，嘔吐をきたし，神経症状として嚥下困難，同側の小脳性失調，ホルネル症候群（瞳孔縮小，発汗低下，眼球陥凹），同側の顔面と反対側の四肢および軀幹の温度覚と痛覚に対する鈍麻が見られることである。また，この延髄外側症候群の見られる人だけを集めてその原因について検討した研究によると，その約半数に椎骨脳底動脈系の解離性動脈瘤が確認されたという報告も見られる[82]。以前には，この延髄外側症候群は動脈硬化性による脳梗塞と考えられていたが，最近では，比較的若い患者にこの症候群が認められたときには，その原因として解離性動脈瘤を疑った方がよさそうである。なお，出血例に比べて，脳の虚血症状を示す患者の自然経過は，解離が椎骨動脈から脳底動脈へとどんどん進展しなければ，一般に良好といわれている[83,84]。

　解離性動脈瘤の確定診断には脳血管撮影が必須であり，表7に示すようなさまざまな所見が見られる。最も多い所見として，"pearl and string sign"（図21）といって，真珠のように膨れた部分と，それに接して細いひも状の狭窄所見が見られる[75,76]。真珠部分は解離した動脈壁内に血液が流入し，動脈圧のために壁が外側に膨隆していることを示しており，狭窄部分は解離部分から流入した血液が血管壁内で血腫が形成したために，血管壁は厚みを増し，その結果として内腔が狭くなっているのである。また，本疾患では時間をおいて脳血管撮影を行ってみると，瘤の形態が時間的推移とともに，だんだん変化して行くことも特徴の1つとされている[85,86]。くも膜下出血で発症した患者で，初回の脳血管撮影で解離性動脈瘤の所見に乏しいか，または全く正常であっても，再検査でこの疾患の確定診断にいたった報告が少なくない[86~88]。

　わが国では最近10年くらいでこの疾患の報告例が急激に増えている。くも膜下出血の患者には4-vessels studyをルーチンに行うことは今では常識的なことになっている（図12）が，昔は両側の内頸動脈撮影のみを施行し，手技上の難しさから椎骨動脈撮影を行うことは少なかったために，椎骨動脈の解離性動脈瘤による出血は診断がつかず，原因不明のくも膜下出血とされていたものと思われる。

表7　解離性動脈瘤の脳血管撮影所見

1) pearl and string sign　真珠様の膨隆と細ひも状の狭窄所見
2) string sign　細ひも状の狭窄所見
3) fusiform dilatation　紡錘状の拡張
4) occlusion　閉塞所見
5) retention of contrast material　造影剤の貯留
6) intimal flap　内膜の解離
7) double lumen　二重腔

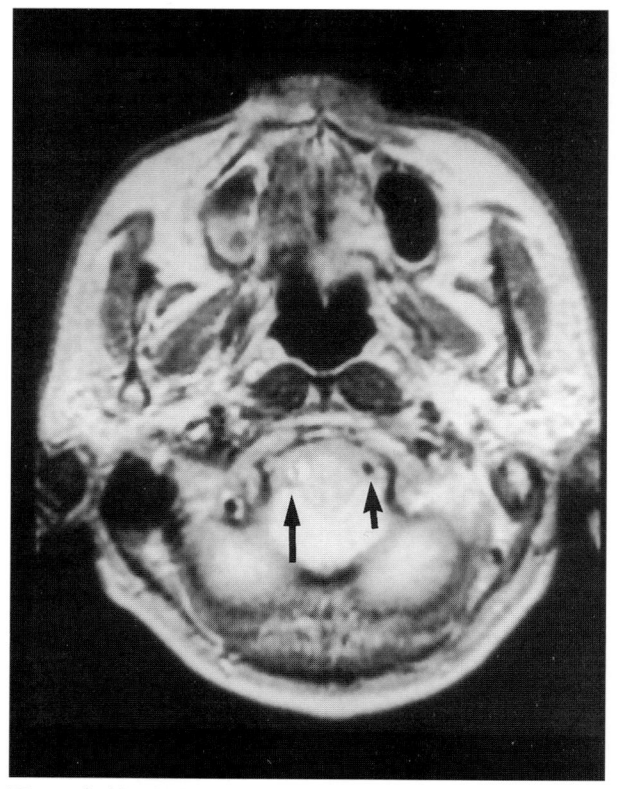

図 23：解離性椎骨動脈瘤の MRI
MRI，T2 強調像，水平断（発症 5 日目）。延髄梗塞で発症した患者。右椎骨動脈には壁在血腫を示す高吸収域が見られる（大矢印）。左椎骨動脈は正常の血流の存在を示す無信号域 flow void sign を示す（小矢印）。

　最近の新しい診断法として，MRI は解離性動脈瘤の診断を確定するための侵襲の少ない手段として有用である[84,85,89]。動脈壁の 1 部が解離して，ここから血液が壁内に流入して，壁内血腫ができた所見や（図 23），内膜の剥離した所見（intimal flap）が高率に確認される。壁在血腫は発症数日間は MRI の T 1 強調像にて，脳組織と同じように見える（等信号域）か，またはやや白く描出され（高信号域），その後 2 ヵ月程度，高信号域が持続して，次第に等信号域に変化する[89]。

(2) 治療は

　くも膜下出血で発症した椎骨動脈の解離性動脈瘤では，超急性期の再出血を防止するために，緊急の治療を考慮しなければならない。治療の適応についてはすでに説明した通常の嚢状動脈瘤と大きな違いはなく，治療法も開頭術による方法と血管内治療が行われる。嚢状動

脈瘤と同じように，クリッピング手術を試みることもあるが，解離性動脈瘤では瘤の頸部が広く紡錘形のことが多いのでこの治療法はなかなか難しい．瘤への血流を減らして出血を防ぐために，瘤よりも近位部，つまり心臓側で，母血管の近位部クリッピング（proximal clipping）がなされたり，動脈瘤様に膨れた部分の近位部と遠位部の両側で母血管を結紮する，いわゆるトラッピング（trapping）手術が行われることが多い．いずれも，術前にバルーンによってあらかじめ母血管である椎骨動脈を1時的に遮断しても安全であることを確認しなければならない（耐性テスト）．意識障害のある患者では意識レベルの変化は指標にならないために，聴性脳幹反応（イヤホーンから音を聞かせて，聴覚を刺激して頭皮上から電位を導出する．聴神経から脳幹の中脳に及ぶ脳幹の機能を客観的に把握できる）などを指標として，安全性を確かめる．母血管を一時的に遮断しても，聴性脳幹反応の波形に変化がなければ，耐性テストが陰性，すなわち，結紮が可能であることを示している．結紮を予定している方の椎骨動脈が対側に比して太いときには，この血管が主として，脳幹や小脳に血液を供給している可能性が高いために，耐性テストは必須である．母血管の近位部での結紮のみでは，瘤への血流を減らせないときには，瘤の近位部と遠位部で母血管を結紮するトラッピング手術を考慮しなければ，再出血の予防にはならない．このような手術を選択するときには，正常脳組織への血流を維持するために，あらかじめバイパス手術を行って，結紮によって血流障害をきたす危険性のある脳組織の血流を維持しなければならない症例も存在する．

　このような間接的な近位部の母血管の閉塞は開頭手術でも血管内治療によっても可能である．私たちの本疾患に対する治療は以前には開頭手術によって母血管の結紮を行っていたが，ここ数年はほとんどの症例で第一選択として，血管内治療を行っている．血管内治療では，母血管である椎骨動脈の瘤近位部閉塞が主流であり（図21），この方法でほぼ問題はなく治療成績も良好であった．しかし，母血管である椎骨動脈の近位部閉塞のみでは，対側の椎骨動脈からの逆行性の血流（図21C）によって，瘤が部分的に造影される症例も経験する．このような症例では，椎骨動脈の瘤近位部閉塞のみでは，再出血防止に限界があるとの考えから，最近では解離性動脈瘤と母血管を含めてコイル（GDC）で閉塞させる方法を行い，良好な成績を得ている（図22）[90,91]．

　本疾患では，両側の椎骨動脈の解離性動脈瘤をどのように治療するか，虚血症状で発症した患者の治療の適応はどうか，出血例で急性期を無事に経過した患者の慢性期の治療は必要かなど，まだまだ不明な問題点も少なくない．

Ⅵ. 破裂前の脳動脈瘤(未破裂脳動脈瘤)の診断と治療について

　動脈瘤によるくも膜下出血は脳の血管障害の中では，最もおそろしい病態であるが，瘤の発生を予防することは現時点では不可能である。それでは，破裂前に診断して治療をしてしまえばよいのではないかという考えがあるが，一方では破れないかもしれないものを無理に手術して，合併症でもおきたらどうするのかという消極的な意見も見られる。

　最近，脳ドックが盛んに行われるようになり，未破裂の状態で発見される動脈瘤の数が著明に増えていることは間違いない。このような動脈瘤に対してどのように対処していくかは脳神経外科医にとっても，瘤を持っている患者やその家族にとっても，大きな問題である。発見されたときの方針を決定する際のポイントは1) 未破裂動脈瘤の治療しない場合の自然経過はどのくらい危険なのか，2) 治療による合併症はどの程度か，3) どのような目的で治療をするのか，さらに，4) 患者の動脈瘤とくも膜下出血に関する理解度は十分であるかどうかなどがあげられる。

　なお，未破裂動脈瘤は，1) 症候性の未破裂動脈瘤，すなわち，すでに説明したように動眼神経麻痺とか視力，視野障害で発見される動脈瘤（図10），2) 瘤そのものは無症候性であり，脳ドックで偶然発見される動脈瘤（図14），または脳腫瘍や脳梗塞などの精査中に発見される動脈瘤，3) くも膜下出血の患者で，多発性動脈瘤（図12）があり，出血の原因以外の動脈瘤の3つに大別される。

1) 未破裂脳動脈瘤が発見される頻度は

　脳ドック受診者で未破裂動脈瘤が発見される頻度はNakagawa, Hashiら[92,93]によると，40歳以上では6.3％であり，その大きさは5mm以下が半数以上を占めている。年代別では40〜59歳では4.9％，60〜69歳では9.1％，70歳以上では9.4％と加齢とともに発見率は増加する（表8）。また，家族にくも膜下出血の人がいるときの瘤の発見率は約18％に増加するという結果が得られている[92,93]。なお，この脳ドックのデータを見る際には，受診する人は高血圧，糖尿病，高脂血症など全身に何らかの問題点を抱えている人が少なくない

表8 未破裂脳動脈瘤の頻度

報告者	40～59歳	60～69歳	70歳以上	合計
脳ドック				
Nakagawa, Hashi (1994, 1998)[92,93]	4.9％(30/618人)	9.1％(24/262人)	9.4％(5/53人)	6.3％(59/933人)
剖検				
Chason(1958)[95]	3.1％(28/902人)	3.8％(24/626人)	3.2％(21/651人)	3.4％(73/2,179人)
McCormick(1970)[94]	5.2％(26/498人)	7.5％(29/384人)	7.9％(26/327人)	6.7％(81/1,209人)
Inagawa(1990)[97]	0.6％(16/2,789人)	1.2％(33/2,663人)	0.9％(33/3,466人)	0.9％(82/8,918人)
Iwamoto(1999)[96]	0％(0/165人)	2.6％(5/192人)	2.8％(22/780人)	2.3％(27/1,137人)

点に留意しなければならない。一方，解剖による検討（剖検）として4つの報告を表8に紹介した[94～97]。これらの報告の瘤の発見率はたいへんばらつきが多く，0.9～6.7％に及んでいる。どの程度の大きさの瘤を統計に入れているかで，このように頻度に差が見られる可能性があるが，McCormickら[94]の報告では4mmをこえる瘤は20％程度，Inagawaら[97]では40％以下である。斉藤[54]によると，剖検では瘤の大きさが30～60％縮小することを考慮しなければならないので，剖検の4mmは実際は5.5～10mm程度の瘤に相当するとのことである。なお，剖検では加齢とともに発見率が上がるという報告とほぼ横ばいであるとの報告が見られる（表8）。

2）未破裂脳動脈瘤の自然経過は

　未破裂動脈瘤の治療方針を考える場合，その自然経過を知らなければならない。しかしながら，残念なことに多数例を集めて未破裂動脈瘤患者に対して，無作為的に手術治療と保存的治療を交互に行い，長期の転帰を比較した研究はいまだにない。今までに報告されている未破裂動脈瘤の発見後の破裂率は何らかの理由から，手術治療が行われなかった患者の経過観察を行って得られた出血率である場合と，または未破裂動脈瘤の保有率および人口あたりのくも膜下出血の発生率をもとに計算された破裂率である。表9に示すように，一般的には1年間に1～2％の割合で出血をきたすといわれている[54,98～101]。最近，国際研究による未破裂動脈瘤の自然経過に関する結果が報告された[102]。1群は未破裂の動脈瘤を1個持っている患者の自然経過を観察したグループ，2群はくも膜下出血例で多発性の動脈瘤があり，破裂動脈瘤は手術されて残った未破裂例を経過観察したグループである。1群では10mm未満の動脈瘤の年間破裂率は0.05％未満と低いが，10mm以上では1％未満とやや増加し，25mm以上では6％と著明に上昇した。一方，2群の10mm未満の動脈瘤の年間破裂率は

表9 未破裂脳動脈瘤の破裂率

報告者，症例数	観察期間	年間の破裂率	コメント
Juvela（1993）（142例）[100]	13.9年	1.4％	累積出血率 10％/10年，26％/20年，32％/30年
Wiebers（1987）（130例）[99]	8.3年	1.39％	偶然発見された動脈瘤161個 10 mm未満出血なし，10 mm以上30％出血
Yasui（1997）（234例）[106]	6.2年	2.3％	くも膜下出血（+）の多発例(60例)，脳梗塞(108)，脳出血(27)，その他(39)
Rosenorn（1988）[101]		2.0％	動脈瘤の発見率0.5％，くも膜下出血10万人に10人として計算
Saito（1996）[54]		1.3％	動脈瘤の発見率3％，くも膜下出血10万人に20人(40歳以上)として計算
国際共同研究（1998）[102]	8.3年		
くも膜下出血（−）の単発性動脈瘤（727例）			
10 mm未満（424例）		<0.05％	
10 mm以上（233例）		<1％	
25 mm以上（70例）		6％	
くも膜下出血（＋）の多発性動脈瘤（722例）			
10 mm未満（641例）		0.5％	
10 mm以上（81例）		<1％	

0.5％と1群の11倍も高率であり，10 mm以上では1％未満であった。従来の報告に比べて，10 mm未満の小型の動脈瘤単発例の出血率が低いようであるが，この研究も無作為抽出法による検討ではなく，またくも膜下出血をきたさない海綿静脈洞部動脈瘤が全体の10％を占めるなど，問題点も少なくない。今後，明らかな自然経過を得るためには，無作為抽出法による多数例を対象とした破裂率の検討が必要である。

　動脈瘤の大きさと出血についても議論の多いところである。Wiebersら[99]が10 mm以上の大きな動脈瘤は出血し，10 mm未満では出血が見られないと報告して以来，小型の未破裂例では出血の危険性がないような印象を持たれている。しかし，Kassellら[103]によると，出血した動脈瘤の71％は5～10 mmの大きさであり，15％は5 mm未満の小型の瘤である。また，Juvelaら[100]は未破裂動脈瘤の経過観察中に出血をきたした瘤と出血しなかった瘤では，観察を開始した時の大きさには差がなく，経過中に出血をきたした動脈瘤の67％は観察開始時の大きさが6 mm未満と小型であったと報告している。さらに，Schievinkら[104]，Mizoiら[105]，Yasuiら[106]の研究を参考にすると，5 mm未満の小型例でも，出血の危険性は必ずしも低くはない。私たちは最近，顕微鏡手術を行った約100個の未破裂動脈瘤について，手術時の瘤の性状とその大きさとの関係について検討してみた。その結果，5 mm未満の小型の動脈瘤の83％は壁が薄く，また28％はきわめて壁が薄く血流が透見できるほどであり，5 mm以上の未破裂例と比べて壁が健常であるということは全くなかった[107]。以上の種々の結果は小型の未破裂動脈瘤であるからといって，その後に出血の危険性が少ないということは妥当ではないことを示唆している。

未破裂動脈瘤の診断後の累積破裂率について，Juvela ら[100]は 10 年で 10 %，20 年で 26 %，30 年で 32 % であり，観察期間が長いほど出血率が高くなることを示している。また，Dell[108]は瘤の発見された年齢別の生涯破裂率を統計学的技法を使って計算しており，それによると 20〜30 歳で発見された未破裂動脈瘤の生涯破裂率は 16 %，40 歳代で診断された瘤の破裂率は 14 %，50 歳代の瘤は 10 % と次第に減少し，60 歳代で発見された瘤の生涯破裂率は 5 % 程度にすぎないと述べている。さらに，70 歳以上の高齢で発見された未破裂動脈瘤は出血しないという報告も見られる[109]。これに対して，九州久山町の剖検による研究では，年齢とともにくも膜下出血の発症率は上昇し，70 歳代でも決して少なくはない[16]。これによると，人口 10 万人あたりのくも膜下出血は 96.1 人と従来の報告よりもかなり高く（表 2），さらに，年代別でも 40〜59 歳では 37.5 人，60 歳代では 97.4 人，70 歳以上では 181.9 人と各年代でくも膜下出血の頻度が従来よりも高いとともに，年齢とともに出血は高率となる。脳ドックや剖検による研究で，未破裂動脈瘤の発見率が高齢者になるほど，増加する傾向のあることはすでに示した（表 8）が，実際にこれらの未破裂動脈瘤の出血率が加齢とともにどのように変化していくのかはたいへん興味深い。私たちは脳ドック[92,93]および剖検[94]から得られた未破裂動脈瘤の保有率および久山町におけるくも膜下出血の発症数[16]をもとにして，年齢別にくも膜下出血の発生率を計算してみた。その結果は表 10 に示すように，未破裂動脈瘤のくも膜下出血発症率は高齢になるほど低下することはなく，むしろ増える傾向を示している。桜井ら[110]は宮城県脳卒中協会に登録された，1984 年（268 例）と 1991 年（321 例）のくも膜下出血の構成年齢を調べ，出血患者のなかで，高齢者の占める割合がどのように変わってきたか検討している。それによると，くも膜下出血の来院患者のなかで，70 歳以上の高齢者の占める率は 1984 年の 7.6 % から 1991 年には約 3 倍の 21.5 % にまで著しく増加している。

　動脈瘤の発生と出血には動脈壁の脆弱性（先天的な因子，および動脈硬化などの後天的な因子）と 2 次的な血行力学的な要因が加わっていることが推察される。このために，高齢者ほど動脈瘤の発見される頻度が増すことは理解できるし，出血についても，少なくとも高齢者ほど減少すると考えることは困難であると思われる。高齢で発見された動脈瘤は破裂しな

表 10　未破裂脳動脈瘤の計算上の破裂率

	年齢	脳ドック，剖検の未破裂脳動脈瘤の保有率(%)	人口10万人あたりの未破裂脳動脈瘤保有者数(人)	人口10万人あたりのくも膜下出血発症数(人)[16]	未破裂脳動脈瘤保有者のくも膜下出血発症率(%)
Nakagawa, Hashi ら（脳ドック）[92,93]	40〜59 歳	4.854 (30/618 人)	4,854	37.5	0.77
	60〜69 歳	9.160 (24/262 人)	9,160	97.4	1.06
	70 歳以上	9.443 (5/53 人)	9,443	181.9	1.94
McCormick ら（剖検）[94]	40〜59 歳	5.220 (26/498 人)	5,220	37.5	0.72
	60〜69 歳	7.552 (29/384 人)	7,552	97.4	1.29
	70 歳以上	7.951 (26/327 人)	7,951	181.9	2.29

（人口 10 万人あたりのくも膜下出血発症数：Kiyohara ら[16]を引用）

いという結果は，ただ単に観察期間が短いことに起因しているのではなかろうか。このような結果を考慮に入れると，単に高齢者というだけで，未破裂動脈瘤に対する治療を放棄してよいものか否かは今後の重要な問題となるであろう。

3）未破裂脳動脈瘤に対する治療方針

　未破裂動脈瘤が発見された時の方針として，1）治療せず自然経過にまかせる，2）クリッピング手術を行う，3）血管内治療を行う，の3つが考えられる。どのような治療方針を選択するかは各治療の利点，欠点について知らなければならない。クリッピング手術を行ったときにどの程度，合併症が発生するか調べてみると，過去のいくつかの施設の報告では，手術によって死亡する率は0～2.9％，片麻痺や失語症などの永久的な神経脱落症状を残すものは0～3.8％，この両者を合わせた合併症は0～4.6％の範囲内である[54]。

　今までの報告では手術の危険因子，つまり，手術後に合併症が頻度が高くなる要因として，1）脳梗塞の既往のあること（主幹動脈の閉塞例，CT上で大きな梗塞を有する者），2）高齢者（特に70歳以上），3）大きな動脈瘤（10 mm以上，特に15 mm以上），4）脳底動脈瘤，5）全身合併症（糖尿病など）が上げられている。このような手術の合併症と自然経過を比較して，脳ドックのガイドライン（日本脳ドック学会，脳ドックあり方委員会）では，未破裂動脈瘤のおおよその手術適応を示しているが，まず基本的な方針として，原則的には手術的治療を検討する。適応は個々の症例で判断されるが，一般的には動脈瘤が硬膜内にあり（破裂によってくも膜下出血をきたす可能性があるということ），大きさが5 mm前後よりも大きく，年齢がほぼ70歳以下の場合には，その他の条件が手術を妨げない限り手術的治療がすすめられる。手術が行われない場合は瘤の大きさ，形の変化の観察が必要であり，増大を認めたときには手術をすすめる。なお，大きさについては，すでに述べたように，5 mm未満の小型動脈瘤ではそれ以上の大きさに比べて，壁の非常に薄い瘤の頻度は少なくないこと[105,107]，また出血の危険性は5 mm未満の瘤でも低くないとする報告[104～106]を考慮すると，小型というだけで，治療の対象から直ちに除外するのは危険であろう[107]。

　脳血管内治療であるコイル（GDC）による未破裂動脈瘤の塞栓術も行われている[111]。手術の危険因子として上げられている項目を多数持っている人では，手術に変わる治療法としてコイル塞栓術は有用であろう。しかし，大きな動脈瘤では手術でも完璧な治療は困難であるが，コイル塞栓術でも動脈瘤の完全閉塞率が低いというジレンマに直面する。このような動脈瘤の治療については今後の新しい治療方法や医療材料の開発が望まれる。未破裂動脈瘤に対するコイル塞栓術の合併症についてMurayamaら[111]は最初の50例では，4％に見られたが，後期の65例では合併症はなかったという。この方法は未破裂動脈瘤に対する治療

手段の1つとして有用であるが，実際に行うときには，クリッピング手術と同様に，合併症の可能性を常に考慮しなければならず，手術の時と全く同様に十分な患者への説明と患者の理解度を考慮することが必要である。

4）インフォームドコンセントについて

　未破裂動脈瘤など無症候性の疾患を治療する場合，十分な説明と患者の了解が必須である。一般的には，以下のような説明や要領で治療方針を決定する。
1）無症候性であり，直接関係のないと思われる自覚症状がもし存在しても，治療によってこれらの症状は治らないこと。
2）治療の目的は出血防止のみであること。
3）方針として，治療しないで経過観察する，クリッピング手術を行う，血管内治療（コイル塞栓術など）を行うの3つがあること。
4）治療しない場合の自然経過と治療した時の合併症の種類，程度，頻度に関する説明。
5）治療方法には手術と血管内治療があるが，各々の利点と欠点に関する説明。
6）個々の患者に関する検討で，医師側が決定した方針の説明と患者側の選択。
7）患者の質問と医師の説明を繰り返し，患者側の意志決定は時間をかけて行う。
8）疾患と治療に関する患者側の理解度をできるだけ深める。患者自身の一生にかかわる問題なので，医師まかせの治療は極力さけるように説明する。
9）場合によっては，患者に資料を提供し，治療の決定に際して，他施設での意見を参考にさせる。

Ⅶ. 脳動脈瘤の発生と遺伝（家族性脳動脈瘤）

　動脈瘤の発生には複数の因子の関連が考えられているが，そのなかで遺伝的な因子の関与も指摘されている。頭蓋内の動脈瘤は多くの遺伝的な結合組織の異常による疾患と合併することが知られており，今までに瘤の発生と関連性があると考えられている疾患はエーラー・ダンロス（Ehlers-Danlos）症候群の4型，マルファン（Marfan）症候群および常染色体優生遺伝の多発性嚢胞腎などである[112]。このうち，多発性嚢胞腎と動脈瘤の合併については最も研究が進んでおり，瘤の発生率が明らかにされている。多発性嚢胞腎の罹患率は人口400〜1,000人に1人の割合で発見され，腎臓の嚢胞のみでなく，肝臓や脾臓，膵臓などにも嚢胞を伴う。多発性嚢胞腎の患者の剖検では約25％ときわめて高率に動脈瘤が発見され，多発性嚢胞腎患者の約20％は動脈瘤による破裂が死因となると考えられている。破裂前の動脈瘤のスクリーニングによる発見と治療については議論の多いところであるが，患者や家族の理解が得られるならば，くも膜下出血をきたす前の治療が望まれる。ちなみに，全ての動脈瘤患者に多発性嚢胞腎が認められる頻度は2〜7％程度である。

　これらの結合組織の疾患と関係なく家族性に動脈瘤が発見されることも知られており，全ての動脈瘤破裂によるくも膜下出血のなかで，家族性動脈瘤は10〜20％程度に発見されている。最近5年間の外国文献でも35件もの家族性動脈瘤に関する論文がでており注目されているテーマであろう。その理由は第1に家族発生の動脈瘤症例の臨床的な特徴を分析して，瘤の発生する機序や遺伝形式を解明して，動脈瘤全般の治療に応用するためであり，第2はもしも，非家族発生例よりも家族発生例で，瘤の発生頻度が高く出血の危険性が高いのであれば，非侵襲的な方法で瘤を破裂前に診断し治療を行うためである。

　いくつかの疫学調査によると，動脈瘤の家族発生は偶然なものではなく，予想以上にその頻度は高いことが報告されており，くも膜下出血患者の1親等または2親等に限ってみると，一般人に比べて，約4倍も動脈瘤の発生率が高く，特に兄弟，姉妹間で頻度が高いと言われている[112〜115]。

　最近いくつかの施設で，くも膜下出血の病歴のある家族に対してMRAによる検査が行われているが，動脈瘤の発見される率は10〜29％に及んでいる[114〜118,120]。このため，くも膜下出血の家族，特に1親等には積極的にスクリーニングを行い，出血前に治療を行うべきであるという積極派が多い[112〜116,118]。一方，動脈瘤の自然歴が明らかにされるまで保存的にという消極的な意見や，実施することには賛成だが，スクリーニングは画一的ではなく，個々の症例で柔軟に対応すべきであるという中間的な意見もある[117]。

私の個人的な考えとしては，くも膜下出血の患者がいるときには特に兄弟，姉妹，親子では，十分な説明のもとに侵襲の少ないMRAや三次元CT（図14，15）などで，動脈瘤のスクリーニング検査を行い，未破裂の段階で外科的手術および血管内治療を駆使して治療するほうがよいと考えている[65,66,107]。どのような時期に検査を行うかはコンセンサスが得られていない。あまり若い時に初回検査を行ったときには，通常の破裂のピーク時（40〜50歳代）に再検査をすすめる報告も見られる。また，兄弟，姉妹ではくも膜下出血の発生は年齢が近いとの理由から，ある家族の出血発生時に同年代の兄弟，姉妹のスクリーニング検査を行うという考えも見られる[115]。

　今後，動脈瘤発生に関与する遺伝子の解明などによって，さらに動脈瘤の破裂前の手術や血管内治療以外の治療法の発展が期待される[114,115,119]。

Ⅷ. その他のくも膜下出血の原因疾患について

1）脳動静脈奇形

（1）脳動静脈奇形の構造

　　脳動静脈奇形は先天的な疾患であり，その発生は胎生期の3週目頃と考えられている。正常では，この時期に脳血管は動脈，静脈および毛細血管に分かれる。しかし，分かれそこなって，毛細血管を欠いた動脈と静脈が直接吻合（動静脈シャントを形成）して，脳内に血管塊として残ったものが動静脈奇形であり，流入動脈（feeding artery），ナイダス（nidus，ラテン語で鳥の巣），流出静脈（draining vein）の3つの部分より構成されている（図24）。ナイダスは動静脈奇形の本体であり，これは異常な動脈と静脈の吻合したものの集合体である。このナイダスに血液を供給している動脈を流入動脈というが，流入動脈はナイダスのみに血液を供給するものと，かけもちで周囲の正常な脳組織にも血流を送っているものがあり，後者では治療のときに正常な脳へ分枝している動脈を障害すると脳梗塞の症状が出現することになる。また，流出静脈はナイダスと直接連絡している静脈で，ナイダスを通過した血液を心臓に戻す役割をしている。この静脈には脳組織に酸素を供給しないで素通りした動脈血が流れてくるために，通常の黒い静脈血ではなくて，酸素を十分に含んだ赤い血液が流れている（赤い静脈，red vein）（図31 A）。

（2）脳動静脈奇形と脳動脈瘤によるくも膜下出血の違いは何か

　　CTがない時代には，くも膜下出血の診断は腰椎穿刺によって脊髄周囲のくも膜下腔の髄液が血性であることでなされていた（図2）。それ以来，動静脈奇形は動脈瘤とともにくも膜下出血の2大原因といわれているが，表11に示すように両者にはかなり異なった特徴が見られる。動静脈奇形の症状は出血とてんかん発作が双璧であるが，くも膜下出血の発症年齢は動脈瘤に比べて10〜20歳も若い。したがって，動静脈奇形によるくも膜下出血は動脈瘤の約1/10にすぎないが，20歳代までの若年者のくも膜下出血に遭遇した場合には原因と

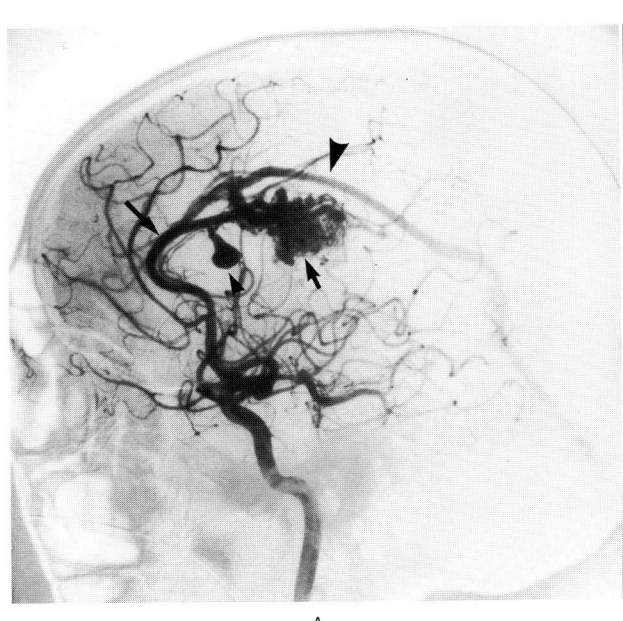

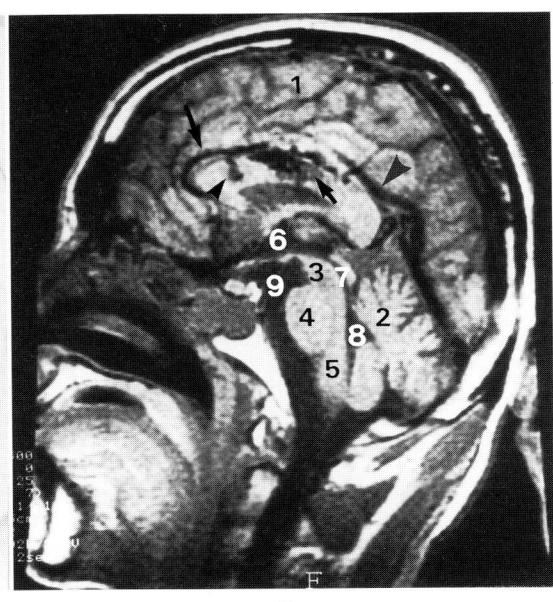

図24：脳動静脈奇形の構造
A：左内頸動脈撮影，側面像。動静脈奇形は流入動脈（長矢印），ナイダス（短矢印），流出静脈（大矢頭）の3つの部分から構成されている。この症例では流入動脈に動脈瘤も見られる（小矢頭）。
B：MRI，T1強調像，（髄液が黒く，低信号域に見えるMRI画像。図13で示すT2強調像では髄液は白く，高信号域として描出される），矢状断。流入動脈（長矢印），脳梁部のナイダス（短矢印），流出静脈（大矢頭），動脈瘤（小矢頭）が明瞭に描出されている。
1：大脳，2：小脳，3：中脳，4：橋，5：延髄，6：第Ⅲ脳室，7：中脳水道，8：第Ⅳ脳室，9：脳底部くも膜下腔

表11 脳動静脈奇形と脳動脈瘤によるくも膜下出血の違い

	脳動脈瘤	脳動静脈奇形
くも膜下出血の原因	70〜80％	5〜10％
初回出血の年齢	50＞40＞60＞30 歳代	30＞20＞40＞10 歳代
てんかん	まれ	多い
主たる出血部位	脳底部くも膜下腔	脳実質〜脳室内
脳局所症状	少ない	しばしば
症候性脳血管攣縮	多い	まれ
網膜前出血	10〜47％	6％
重症例（JCS：100〜300）	69％	17％
軽症例（JCS：0〜30）	27％	2％
頭蓋内血管雑音	なし	大きいものではあり
動眼神経麻痺	時にあり（内頸後交通動脈分岐部，脳底動脈）	なし
自然経過	きわめて悪い	脳動脈瘤よりもよい
自然経過中の死亡と重篤な症状	約80％	約50％

して動静脈奇形が最も重要である．部位としては，テント下の小脳や脳幹（5〜10％）よりも，テント上の一側大脳半球（80〜85％），特に中大脳動脈領域に多い．また，大脳の正中深部（5〜10％）にも発生する．脳表部に存在することが多く，脳実質に向かいクサビ状に食い込んでいる．

(3) 脳動静脈奇形の症状

(A) 出血部位と重症度

出血は動静脈奇形の症状のなかで，40〜60％を占めると報告されているが，われわれの施設のように救命救急センターで救急患者を多くあつかう施設では出血例が多く，全体の70％にも達する．出血のタイプは脳実質内の出血および脳室内出血（Intraventricular hemorrhage）である．脳実質内に出血が限局していることもあり（図25），実質内の血腫がその奥の脳室に破れること（脳室穿破）もある（図26）．また，脳室の近くや脳室内に動静脈奇形があると，脳室内を主体とした出血が見られる（図27）．したがって，動脈瘤の破裂による脳底部くも膜下腔を中心とした1次性くも膜下出血（図4）とは異なり，多くの動

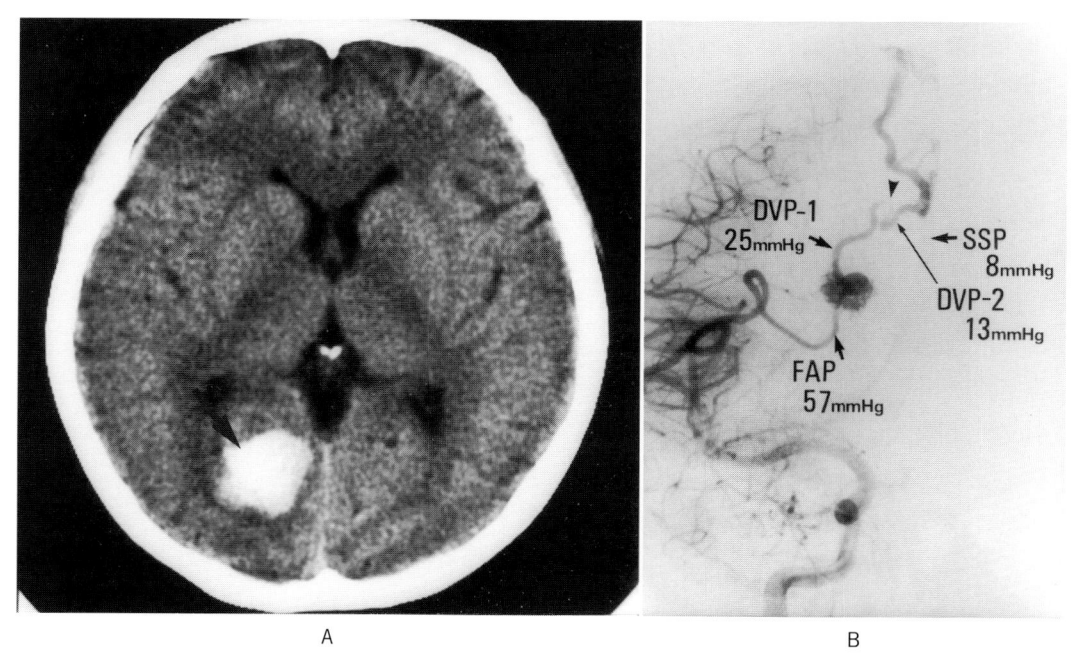

A   B

図25：脳動静脈奇形による脳実質内血腫
A：単純CT，水平断．右後頭葉に脳内血腫（矢印）が見られ，患者は左の同名性半盲を示した．
B：右頸動脈撮影，斜位像．後頭葉の動静脈奇形が認められる．手術中に血管内圧を測定した結果を示している．平均体血圧は70 mmHgであり，流入動脈圧（FAP）は57 mmHgと高い圧を維持している．流出静脈に狭窄が見られ（矢頭），狭窄前の流出静脈圧（DVP-1）は25 mmHgとかなり高く，狭窄後の流出静脈圧（DVP-2）は13 mmHg，上矢状静脈洞圧（SSP）8 mmHgと正常である．

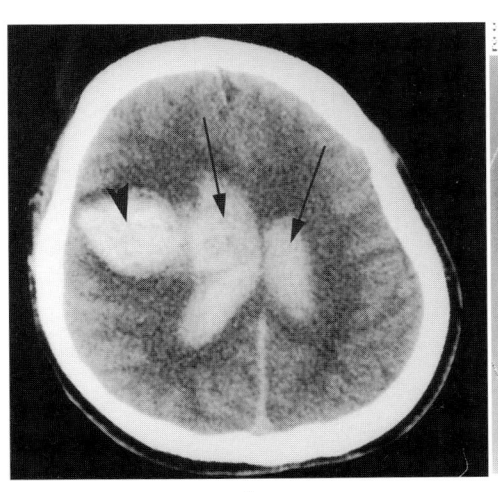

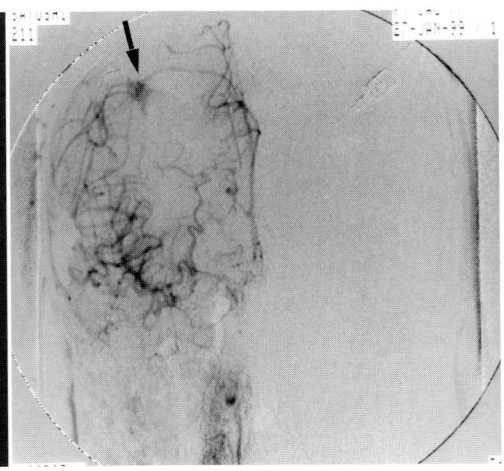

図26：実質内出血と脳室内出血を伴う脳動静脈奇形
A：単純CT, 水平断（来院時）。昏睡状態（Japan Coma Scale：300点, 表3C）で来院。右前頭
　　葉に大きな脳内血腫を認め（矢頭），脳室内出血（矢印）を伴う。
B：右頸動脈撮影，前後像。きわめて小さい動静脈奇形（矢印）が見られる。
（A─宮坂佳男：その他の脳血管障害の急性期のポイント．（藤井清孝，岡田　靖編集）ブレイン
　アタック，超急性期の脳卒中診療，中山書店，p145, 図4-a）

　静脈奇形に見られるくも膜下出血はまず脳室内出血が起こり，ここに出血した血液が髄液の循環にのって，脳室からくも膜下腔に流れてきた2次性くも膜下出血である[121,122]（図26, 27）。CTが出現する以前には腰椎穿刺でこの部分に流れてきた血性髄液を採取して，くも膜下出血と診断していたので，動脈瘤破裂による1次性くも膜下出血と，動静脈奇形による2次性くも膜下出血は区別がつかなかったのである（図2）。私たちの施設では，図26, 27のような脳室内出血は出血例の60％に認められ，図4のような，動脈瘤に見られるような1次性くも膜下出血のCT所見を示すことはきわめて少なく，わずか3％にすぎなかった[122]。しかしながら，動静脈奇形では流入動脈やナイダス内に動脈瘤を伴うことがあり[123]（図24），この瘤が破裂したときには，直接くも膜下腔に出血し，1次性くも膜下出血を示す可能性は残される。

　動静脈奇形の脳実質内出血は脳表に近い皮質下出血のことが多い（表11, 図25）。したがって，特に若年者で皮質下出血（図25）や脳室内出血を伴った症例（図26, 27）では，出血の原因として動静脈奇形を念頭において詳しく原因を探さなければならない。また，高血圧による脳実質内の出血の好発部位は脳深部の被殻（図36A）や視床（図36D）が多くを占め，皮質下出血の頻度は低い。このようなことから，高血圧の明らかでない人はもとより，高血圧の既往のある患者でも，簡単に高血圧性皮質下出血と診断すべきではなく，動静脈奇形の有無を確認することが望ましい[124]。

　動静脈奇形の出血は動脈瘤よりも末梢の血管病変の出血なので，動脈瘤よりも軽いと考えられているが，私たちの統計では重症例（Japan Coma Scaleで100～300，半昏睡～昏睡，

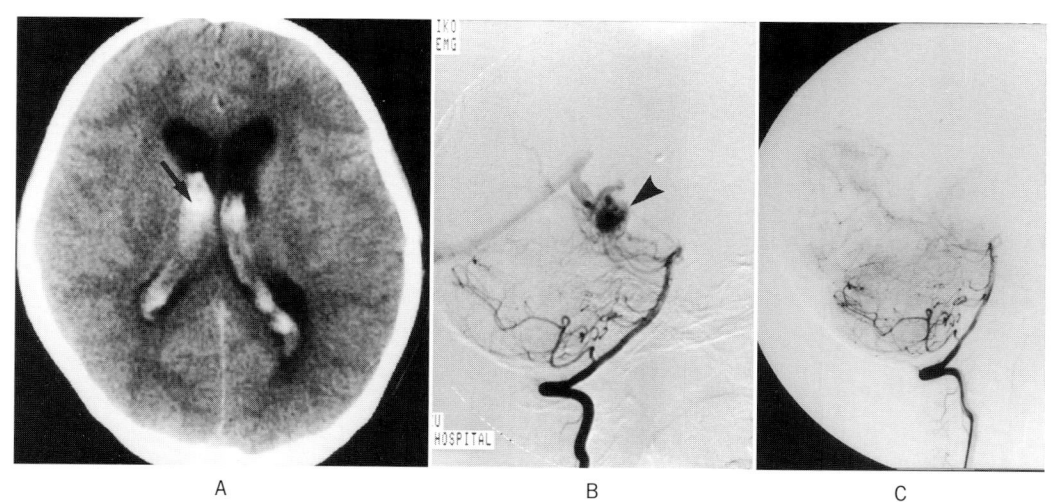

図27：脳室内出血を伴う脳動静脈奇形
A：単純CT，水平断。脳室内出血（矢印）が主体である。神経学的には軽度の意識障害（Japan Coma Scale：10点，表3-C）と髄膜刺激症状が見られた。
B：右椎骨動脈撮影，側面像（治療前）。中脳から視床にかけて，後大脳動脈を流入動脈，ガレン（Galen）静脈を流出静脈とする動静脈奇形が認められる（矢頭）。
C：右椎骨動脈撮影，側面像（治療後）。ガンマメス治療3年後には動静脈奇形は造影されない。

表3C）が出血例の35％ときわめて高率であった[121]。出血後の症状は脳実質内出血によって機能的に重要な部位の脳組織がどの程度破壊されているかによって異なった様相を呈する。脳実質がほとんど障害されず，出血の主体が脳室内であれば（図27），その症状は動脈瘤による1次性くも膜下出血と区別がつかない。また，皮質下出血の場合には出血部位の脳組織の神経脱落症状を示す（図25，26）。このような皮質下出血の患者では，片麻痺とか失語症などの脳の症状は容易にとらえられるが，半盲（視野の半分が見えない），半側空間無視（反対側の空間を認識できない），病気であることを無視する（病態失認），失行（運動障害がなく行うべき動作も十分わかっているのに行動できない）などはそのつもりで，詳しく診察しないと見逃すことがあるので注意したい。

（B）出血をきたしやすいのはどのような脳動静脈奇形か

どのような動静脈奇形が出血しやすいかについて知ることは治療方針をたてるうえで，重要である。今までに私たちのグループを含めて，いくつかの施設でこのテーマに関して研究が行われている。出血をきたしやすいといわれている動静脈奇形の形態や病態として，1）小さい動静脈奇形[125,126]，2）脳の深部に位置する動静脈奇形[127]，3）動静脈奇形に血液供給を行っている流入動脈の血圧が高いこと[125]，4）流出路である流出静脈の血管内圧の高いこと[128～130]，5）ナイダスや流入動脈に動脈瘤を有するもの[131]，6）流出静脈に灌流障害（流出静脈の数が少数，流出静脈の狭窄や閉塞）があることなどがあげられている[126,127,132,133]。

動静脈奇形による出血後の自然経過は破裂動脈瘤よりは良好であることから，以前から重

表12　脳動静脈奇形の流出静脈の灌流状態と出血

出血	患者数（例）	流出静脈の灌流状態と頻度（%）		
		流出静脈1本	狭窄，閉塞あり	深部静脈への灌流
Yes	71	68	24	42
No	37	16	3	5
Significance		$p<0.001$	$p<0.01$	$p<0.001$

表13　血管内圧と脳動静脈奇形の出血

出血	血管内圧（mmHg）				
	平均体血圧	流入動脈圧	体血圧-流入動脈圧	流出静脈圧	静脈洞圧
Yes (n=22)	75（±7）	58（±12）	17（±9）	23（±8）	14（±4）
No (n=8)	72（±5）	38（±4）	33（±5）	13（±4）	11（±5）
Significance	NS	$p=0.0008$	$p=0.0003$	$p=0.006$	NS

（mean±1SD）

症例は別として，転帰のよい症例の出血点は動脈性よりもやや血管内圧の下がったナイダスの流出静脈側ではないかと推測されてきた．私たちの流出静脈に注目した研究では，流出静脈が1本の動静脈奇形（図25〜27，30）では2本以上に比べて，深部の静脈へ流出するもの（図27，30）は脳表面の静脈へ流出するものに比して，また流出静脈に狭窄や閉塞の見られるもの（図25）は見られないものに比べて，出血しやすいという結果が得られた（表12）[126,132]．これら結果は動静脈奇形を通過してきた血流が流出路（流出静脈）において高い抵抗を受けると思われる動静脈奇形において出血をきたしやすいということを示唆している．また，実際に出血したものと出血していないもので，手術中の動静脈奇形摘出前に流入動脈，流出静脈系の血管内圧を測定してみた．それによると，出血例と非出血例で全身血圧に差はないものの，出血例では非出血例に比べて，体血圧からあまり血圧が下がらずに高い圧の状態で流入動脈に流れ込むことがわかった．すなわち，出血例の方が非出血例よりも流入動脈圧が高く，この高い圧が病的な血管塊であるナイダスにストレスを加えていることが推察された．さらに，出血例ではこの高い血管内圧はナイダスを越えたあとの流出静脈でも続いており，流出静脈が流れ込む静脈洞で，ようやく低下して，非出血例と差がなくなることが明らかとなった（表13）．出血例，非出血例で静脈洞における圧に差がなく，その前の流出静脈の圧が出血例で高いことは，流出静脈と静脈洞の間に血流に対する抵抗が存在することが推察される．つまり，動静脈奇形ではこの抵抗部分よりも上流にあたるナイダスから流出静脈にかけての移行部付近に存在する脆弱血管から出血する可能性が考えられた．（図25，表13）[128〜130]．私たちの研究からは，まず，川の下流に障害物があって，流れを悪くしていること（流出静脈の灌流障害）が，洪水（動静脈奇形の出血）をもたらす，最も大きな引き金になっていることが推察された．

さて，動静脈奇形の出血時には重篤な意識障害を示す大きな血腫（図26）から，小血腫

表14 脳動静脈奇形大きさ，流出静脈数と血腫量

大きさ，流出静脈数	血腫量 (cm³)
3 cm 未満，1本	33±4[a]
3 cm 未満，2本以上	18±5[b]
3 cm 以上，1本	11±6[c]
3 cm 以上，2本以上	4±2[d]
(a-d, p=0.0181)	

（図25）まで大小さまざまな血腫を経験する。脳内血腫の大きさと動静脈奇形の形態との関係を調べてみたが，小型で流出静脈が少ない動静脈奇形で最も血腫が巨大となることが明らかとなった（図26，表14）[126]。つまり，一端出血して血腫ができると，血腫のために流出静脈が圧迫される。このときに流出静脈が複数存在すると，ナイダスからの血液の逃げ道（流出静脈）が豊富なために，大きな血腫を形成することをまぬがれる。しかし，1本の逃げ道しかない状態では，これが血腫で圧迫されると，流入動脈から血液は流れてくるが，唯一の血液の流出路が絶たれるために，自殺行為ともいうべき事態が発生して，大きな血腫をもたらすことになると思われる。

さて，動静脈奇形による出血は常に症状をもたらすとは限らず，全く普段は症状がなく，臨床的には出血したとは気がつかず，手術時に初めて小出血があったことを示唆する所見，つまりヘモジデリンの沈着，黄色調の色素沈着が動静脈奇形辺縁の脳組織に確認されることもある。これは，"Clinically silent hemorrhage"（臨床的に沈黙した出血）といわれ，少なからず認められる[134]。

(C) 高齢者では脳動静脈奇形からの出血は少ないか

従来の報告では動静脈奇形の約70％は40歳までに症状が出現するといわれてきた。しかしながら，この疾患は先天的に存在し，高い動脈圧がナイダスと流出静脈に慢性的な血行力学的ストレスをかけている。このような負荷が持続するだけでも，年齢が増すとともに，ナイダスから流出静脈にかけての異常血管からの出血の危険性は増すことが予測される。さらに，高齢者ではこれらの異常血管に加齢とともに動脈硬化性の変化が加わるわけである。したがって，高齢になって動静脈奇形が出血しやすくなることがあっても，異常血管塊が健常になるという可能性はむしろ考え難いのではないだろうか。われわれの経験した65歳以上の動静脈奇形5例はいずれも出血症状で来院しており[135]，さらに，Harbaughら[136]も高齢者の動静脈奇形の出血率は低くはないと報告している。高齢者では脳内血腫の患者に対して，従来は脳血管撮影まで行って動静脈奇形の検索を行うことはむしろ少なく，高齢者の動静脈奇形に関する報告はきわめて少ない。したがって，今後MRIやMRAなどの非侵襲的な方法で検査を十分に行う患者が増えると，正確な高齢者動静脈奇形からの出血の全貌が明らかになるものと思われる。

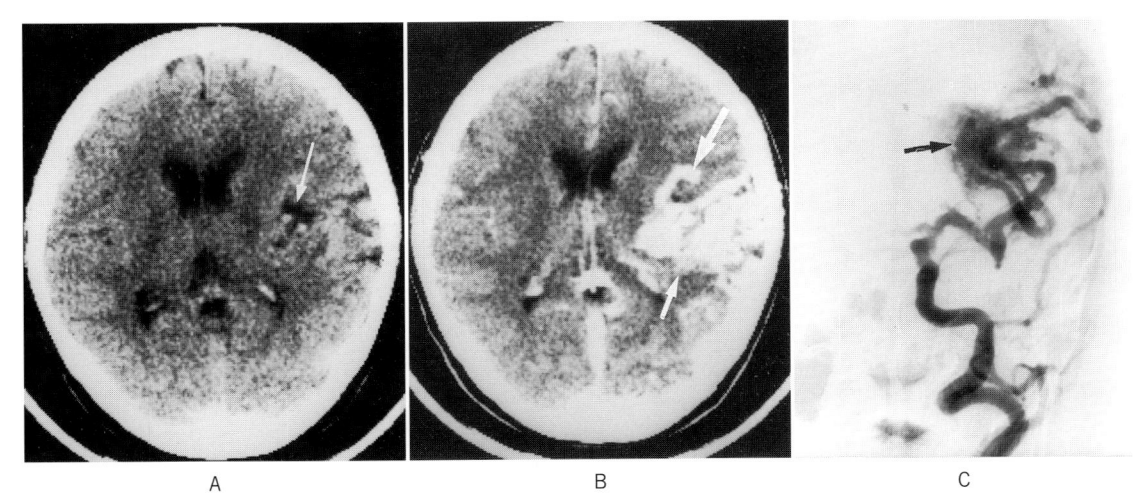

図28　てんかんで発症した脳動静脈奇形
A：単純CT，水平断。左側の大脳深部に小さな低吸収域が見られるのみである（矢印）。
B：造影CT，水平断。左前頭葉から深部にかけて周囲への圧排所見のない，I部血管陰影を思わせる線状の陰影（大矢印）と，それに接して著明に造影される病変が見られる（小矢印）。
C：左頸動脈撮影，前後像。中大脳動脈を流入動脈とする大きな動静脈奇形が認められた（矢印）。

(D) 脳動脈奇形とてんかん

　　動静脈奇形のなかで，てんかんを示す症例は35～50％といわれているが，出血のところで話したように，施設の特殊性からてんかんで来院する患者の割合は異なるであろう。成人で初発したてんかん患者では，抗痙攣剤によるてんかんのコントロールとともに，てんかんの原因として本疾患を含めた原因検索が大切である。特に，抗痙攣剤でコントロールしにくい患者では，積極的にてんかんの原因になっている病変を探さなければならない。どのようなてんかんをおこすかは動静脈奇形の場所によって異なる。体の一部分に焦点性におこることもあれば，全身性の大発作のこともある。前頭葉の焦点性運動発作（病変と対側の手足を突っ張るような強直性痙攣ないしガタガタ震わせる間代性の痙攣），頭頂葉の焦点性感覚発作（病変と対側の手足に異常感覚が出現），側頭葉の精神運動発作（理解できない異常行動をとる），嗅覚発作（いやなにおいがする），既視感（急に昔体験した景色が現れる），後頭葉の視覚発作（急に白黒の物体が点滅する）など，動静脈奇形の存在する場所によってさまざまなてんかんが見られるので，逆にいうと，てんかんの形で奇形がどのあたりにあるのか予測することができるのである。動静脈奇形は単純CTでは明らかな異常所見が見られず，造影CTにて異常血管塊が造影されることが少なくないので，成人で初発したてんかん患者では，必ず造影CTもしくはMRIまで行って，原因の精査を行わなければならない（図28）。なお，一般的には，出血が小型の動静脈奇形に多いのに対して，てんかんは大型のものに多いといわれている。

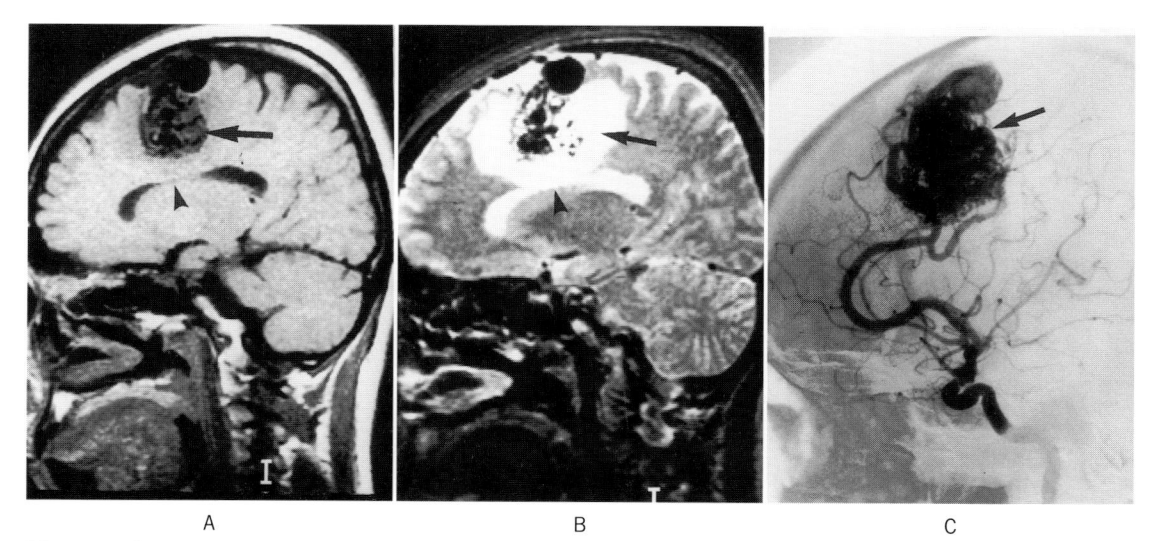

図29：圧迫所見を示す非出血性の脳動静脈奇形
A：MRI, T1強調像, 矢状断. てんかんで発症. 動静脈奇形を示唆する無信号域 (矢印) が見られる. また, 側脳室は圧迫されている (矢頭).
B：MRI, T2強調像, 矢状断. 無信号域の動静脈奇形の周囲は白く, 高信号域を示している (矢印). また, 側脳室 (矢頭) は圧迫されており, この高吸収域は奇形周囲の浮腫と思われる.
C：頸動脈撮影, 側面像. 流出静脈に拡張した静脈瘤様陰影 (矢印) を伴う前頭葉の動静脈奇形が認められた.

(E) その他の症状

　　　動静脈奇形は動脈と静脈が毛細血管を介さないでシャントを形成し, 動脈血は脳組織を素通りして静脈側に流れ込む (図24). したがって, このシャント量が多くなると, 周囲の正常脳組織へ供給しなければならない血液が足りなくなり, 脳の虚血症状が見られることがある. この症状は動静脈奇形周囲の正常な脳組織の動脈血が奇形に盗まれてしまう現象, つまり盗血現象 (steal phenomenon) によると説明されており, 動脈性の虚血であると信じられていた. しかし, 最近では流出静脈の血管内圧が高い状態にあると, 本来ならばこの静脈に流れ込もうとしていた正常の静脈はこの流出静脈に流入できないために, 静脈の灌流障害が発生し, この静脈に関係する脳組織の虚血症状を示すことが報告されている. つまり, 一般的に知られている動脈性の虚血ではなく, 静脈性虚血 (Venous ischemia) に伴う神経脱落症状であり, 最近トピックスになっている病態である[137].

　　　動静脈奇形では周囲の脳組織はどちらかというと虚血状態に陥りやすく, 脳はむしろ容積を減じた状態, すなわち萎縮した所見を示すといわれており, これが周囲の脳組織への圧迫所見を示す腫瘍性病変との鑑別点とされていた. したがって, 出血して脳内血腫を伴って周囲の脳を圧迫している動静脈奇形を除くと, 周囲の脳組織を圧迫することは少ないと信じられていた (図28). しかしながら, 私たちの研究では, 出血していない動静脈奇形でも, 大きいものや, 流出静脈が異常に拡張したものでは周囲の脳組織を圧迫する所見を示すことが少なくないことが判明した (図29)[138,139].

　　　その他, 比較的大型の動静脈奇形では頭皮上からの血管雑音 (bruit) の聴取が可能な症

例もあるので基本的な診察方法として忘れてはならない。

(4) 脳動静脈奇形の自然経過は

　一般的には初回出血で約10％の死亡率があり，年間1〜2％の出血率を示し，長期間経過を観察していると，40〜50％が死亡ないしは重篤な神経脱落症状を残すといわれている。手術を行わない動静脈奇形患者の自然経過について，症例数が多くかつ長期に経過観察を行った報告は少ないが，そのなかで，Ondraらの2度にわたって発表された自然経過の報告は貴重である[140,141]。最初は1965年に報告されたが，この時点では観察期間が短いこともあって，動静脈奇形の自然経過は良好であり，積極的な手術治療には否定的な考えを持っていた[140]。しかし，1990年に，同じ母集団の166症例を平均23年という長期にわたって，経過観察した結果を報告した[141]。それによると，再出血は年間4％の割合で発生し，死亡率は年間1％であり経過観察中に出血で死亡した患者は23％に達したので，自然経過はそれほど良好とはいえないという結論にいたった。さらに興味深いことに，痙攣で発症した動静脈奇形の年間出血率，死亡率も出血で発症した症例と大差なかったとのことである。出血と非出血を合わせた全ての動静脈奇形を対象として計算すると，死亡と重篤な障害を残す者を合わせると，年間2.7％程度になると報告している[141]。

　このように，動静脈奇形の自然経過は動脈瘤よりはよいが，動静脈奇形それ自体はそれほど良好な経過をとるとはいえない。この自然経過と各治療方法の各施設における障害発生率を患者に説明して，最も適切な治療方法を選択することになる。

(5) 脳動静脈奇形の画像診断

(A) CT画像

　出血部位や出血量は単純CTにて診断される。問題はその出血所見を見て，原因である動静脈奇形を探しにかかるかどうかである。比較的年齢が若く皮質下出血（図25，26）や脳室内出血（図26，27）で来院した患者では，血腫そのものの治療のほかに，原因である動静脈奇形の検索とそれに対する治療を行わなければ，再出血をきたす可能性が残される。放置すると再出血の可能性が残るからである。また，てんかん患者でも同じように，てんかんの治療とてんかんの原因疾患の検索の両面から対応しなければならない。特に成人になってから初めて，てんかんを経験した患者では約半数に何らかの脳病変が見つかるといわれているので，なおさら原因の検索が必要である。その際，注意してほしいのは，単純CTのみでは所見に乏しく，病変を見落とす可能性があるので，動静脈奇形を除外するためには必ず造影のCTが必要である（図28）。単純CTでは出血（図25，26，27）または石灰化は白く高吸収域として描出され，古い出血や虚血部分は黒く低吸収域を示す。造影CTでは，異常血

管が線状，曲線状，瘤状に見える（図28）。動静脈奇形では一般に周囲の脳組織への圧迫所見は見られないことが，脳腫瘍との鑑別点となると言われていたが，大きな動静脈奇形や静脈瘤様に拡張した流出静脈を持つもの，まれには周囲に浮腫を伴う動静脈奇形では圧迫所見を示す（図29）ので，脳腫瘍との最終的な鑑別は脳血管撮影によらなければならない。

（B）MRI 画像

MRI では動静脈奇形と周囲脳組織の3次元的な位置関係が CT 以上に明瞭に描出されるので，非侵襲的な診断方法としても，さらには手術を行う上でもきわめて有用である（図24, 29, 30）[142]。動静脈奇形のナイダスは T1, T2, プロトン強調画像で蜂の巣状の無信号域（signal void）を示す（図24, 29, 30）。また，流入動脈，流出静脈とナイダスとの関係も明瞭に描出され，併存している動脈瘤の所見をとらえることも時には可能である（図24, 30）。急性期の血腫の診断には CT の方が，早期に高吸収域を示すので有効であるが（図25, 26, 27），亜急性期になると，MRI は血腫を高信号域としてとらえ，近接する動静脈奇形のナイダスを無信号域として描出するので，両者の位置関係を知るためにはたいへん役に立つ（図30）。また，古い出血の存在を示唆するヘモシデリンの沈着の診断にも MRI は有用である。

（C）脳血管撮影

確定診断には脳血管撮影が必須であり，典型例では流入動脈，ナイダスおよび流出静脈の3要素が認められる（図24〜31）。しかし，図26で示すような3要素が不明瞭な小型の動静脈奇形では詳細な読影によって，細かな所見を見逃さないことが大切である。症例によっては，ナイダスが小さすぎて造影されず，動脈と静脈のシャント部分のみの造影，すなわち流出静脈の早期造影（early venous filling）のみしかとらえられないことがあるので読影には注意したい。

また，脳血管撮影では描出されない動静脈奇形（Angiographycally occult arteriovenous malformation）もまれではなく，出血の原因となるので，大量造影剤遅延 CT（通常よりも造影剤を多めに使い，撮像を通常よりも遅らせて行う CT）や MRI を駆使して，出血の原因を診断し可能ならば治療すべきである[143]。

（6）脳動静脈奇形の治療は

（A）外科的摘出術

動静脈奇形の治療は慢性期に行うものと考えられがちであるが，救急を行っている施設では，昏睡や半昏睡の重症例が3割以上も見られるので，超急性期における脳内血腫や脳室内出血に対する救急治療が重要な位置を占めている[121,122]。図26で示す症例のように昏睡状態で搬送された患者では，血腫のために発生している頭蓋内圧亢進状態をできるだけ早期に改

1) 脳動静脈奇形 71

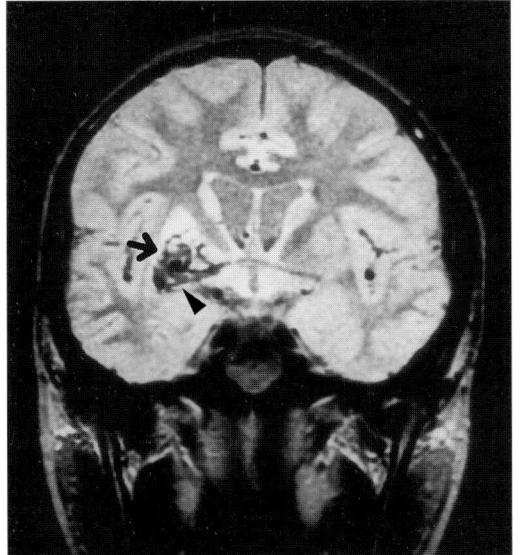

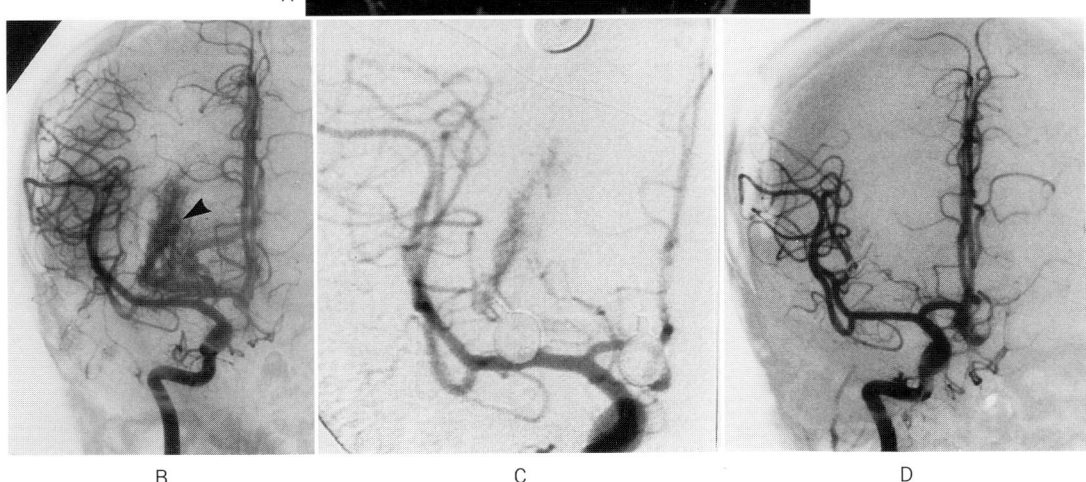

図30：血管内手術を併用した基底核脳動静脈奇形の摘出
A：MRI, プロトン強調像, 前額断。出血で発症した脳深部の基底核動静脈奇形。白く高信号域の血腫（矢印）と黒く無信号域の動静脈奇形（矢頭）の関係がよくわかり，血腫腔の内側に動静脈奇形が位置していることがわかる。
B：右内頸動脈撮影, 前後像（来院時）。来院時左片麻痺が見られた。中大脳動脈の枝であるレンズ核線条体動脈を流入動脈とし，脳底静脈を流出静脈とする動静脈奇形が見られる（矢頭）。流入動脈に動脈瘤も見られる。
C：右内頸動脈撮影, 前後像（塞栓術後）。手術時にアプローチし難い，レンズ核線条体動脈の内側の流入動脈へ超選択的にカテーテルを挿入して塞栓術を行い，動静脈奇形はかなり縮小している。
D：右内頸動脈撮影, 前後像（摘出術後）。最終的には全摘した。血管撮影では動静脈奇形は消失している。術後神経症状の悪化は見られない。
（宮坂佳男：くも膜下出血の原因疾患と臨床. year note 1999 SELECTED ARTICLES（医療情報科学研究所編集）メディックメディア, p 1334, 写真 7-b, c, d, e, 1998）

善させることが必要である。なぜならば，放置すると脳ヘルニアという病態が進行して死にいたるからである。脳ヘルニアにはいくつかの種類があるが，大脳に病変があって頭蓋内圧が高くなってくると，大脳の一部である側頭葉内側部がところ天のように押し出されて，大脳と小脳の間に張っている硬膜の隙間であるテント切痕から脱出し，この飛び出した部分が最も生命に関係する重要な組織である脳幹を圧迫する（テント切痕ヘルニア）。まず，脳幹の最も上方に位置する中脳が圧迫されて，意識がどんどん悪くなり，病変側の瞳孔の散大，反対側の片麻痺，四肢を異常に伸展させる除脳硬直肢位が見られる。さらに進行すると，最終的には延髄が圧迫されて呼吸が停止してしまう（図2, 3, 24の解剖を参照）。したがって，時間的な余裕があれば，血腫の原因である動静脈奇形の診断も同時進行で行ったほうがよいが，脳ヘルニアを起こしかかっている患者では，まず頭蓋内の血腫に対する緊急の治療が優先される。脳ヘルニアが切迫している患者では，静脈を確保し高張減圧剤（マニトール，グリセオール）の急速な静脈内投与によって頭蓋内圧を降下させ，同時に気管内挿管にて呼吸管理を行い，CTで血腫の存在を確認する。脳幹への圧迫症状が高張減圧剤で改善したときには，時間的余裕ができるので，通常の脳血管撮影を行う。しかし余裕がなければ，手術室へ直行して，緊急の血腫摘出や脳室ドレナージ（図36 C）などの方法で頭蓋内圧を降下させる。緊急の血腫摘出の際に，血腫の辺縁に出血しやすい血管塊があれば，これが出血の原因の動静脈奇形であり，小型であれば摘出に難渋することはない。しかし，大きめのときには，ある程度血腫を摘出して減圧した時点で，ポータブルの機械を使った術中の脳血管撮影（Portable DSA：Portable digital subtraction angiography）にて動静脈奇形を造影して，それほど大きくなければ一期的に摘出を行う。また，大型の場合には後日，再手術を行う方が安全である。

　救急治療を除くと，動静脈奇形の治療はじっくりと作戦を立てる時間があるので，保存的に経過を観察するか治療を行うかについて患者と相談して方針を決定する。治療方針の説明については未破裂動脈瘤のインフォームド・コンセントのところで話したことと基本的には同じである。動静脈奇形の治療の目的は出血を繰り返して，重篤な障害を残したり，死亡することを防止することである。また，盗血現象や流出静脈圧亢進で正常の静脈の灌流が損なわれて周囲の脳組織の虚血症状が見られる患者では，正常脳組織への血流をよくすることを目的に治療を行う。

　てんかんに対する治療効果については，あまりまとまった報告がなかったが，1993年に同じ雑誌で2つの貴重な論文が出された[144,145]。Piepgrasら[144]によると，手術前にてんかんの見られた患者では83％で消失し，その約半数は抗痙攣（てんかん）剤の服用も不要であったが，17％ではてんかんが術後も持続している。一方，術前にてんかんのない患者で，術後に新たに出現することは6％とまれであり，94％はてんかんは見られず，そのうち80％は抗痙攣剤の服用も必要がなかったという。てんかんに対する手術の治療効果は良好といえるが，抗痙攣剤の中止は術後のてんかんの有無や脳波検査を含めて，慎重に行うべきであろう。また，Yehら[145]もてんかんに対する手術の効果は良好としながらも，てんかん発症から時間経過が長い人では，必ずしも良好とはいえず，できるだけ早期の治療を強調して

いる。また，脳静脈奇形の摘出だけでなく，その周囲の脳組織にてんかんを引き起こしている焦点のある患者が少なくないので，手術中の脳波検査でこの焦点を探し出して，可能な部位ならばこの焦点を切除した方がてんかんの消失率が上昇すると報告している。

　脳動静脈奇形に対する治療は 1) 摘出術，2) 放射線外科手術（Radiosurgery）による治療，3) 塞栓術の各々単独か，併用療法が行われる。Spetzler ら[146]は動静脈奇形の手術の難易度を大きさ，動静脈奇形周囲の脳組織が機能的に重要か否か，流出静脈の流れる方向が表面か深部かの 3 要素を組み合わせて Grade 分類を行い（表 15），この Grade 分類と手術

表 15　脳動静脈奇形の難易度分類（Spetzler ら[146]）

特徴	ポイント
大きさ	
小　～3 cm	1
中　3～6 cm	2
大　＞6 cm	3
AVM 周囲の機能的重要性	
重要でない（non-eloquent）	0
重要である（eloquent）	1
流出静脈	
表在性のみ	0
深在性	1

難易度（Grade）＝大きさ＋機能的重要性＋流出静脈の各ポイント

表 16　Spetzler grade と手術成績（Spetzler ら[146]）

Grade	Minor deficit（％）	Major deficit（％）	Death（％）
I	0	0	0
II	0	0	0
III	12	4	0
IV	20	7	0
V	19	12	0

Minor deficit（軽い障害）
　脳幹症状のわずかな悪化
　視野障害の一時的悪化
　失語症，筋力低下の一時的悪化
　早口でのみ現れる失語症の軽度の悪化(90 % が回復)
　筋力の軽度の悪化
　三叉神経障害の悪化
　片麻痺の一時的悪化
　軽度の運動失調
　一時的な発語障害

Major deficit（重い障害）
　片麻痺
　失語症の悪化，同名性半盲
　重い失語症，片麻痺を伴う重篤な神経症状

成績がよく相関することを示し（表16），手術を行うか否かを決定する指標として，この分類が有用であることを強調した[146]。手術による障害の出る確率は表16に示すように，死亡はいずれのGradeにも見られず，重篤な神経脱落症状はGrade I, IIでは出現せず，Grade IIIでは4％にすぎない。しかし，Grade IV, Vでは各々7, 12％と増加する。したがって，IV, Vの動静脈奇形に対して外科的摘出術を行うか，他の治療法を用いるかをじっくり考えなければならない。各施設が同じ土俵にあがって議論をする際に，この簡便なGrade分類は広く用いられている。なお，実際に手術を行うか，他の治療を行うか，あるいは自然経過にまかせるかは，各施設における各治療法の成功率および合併症発生率を示して，治療方針を決定しなければならない。

(B) 脳動静脈奇形摘出術後の合併症

動静脈奇形は生まれつき存在する脳血管の奇形なので，摘出前までは悪いなりに周囲の脳組織との間で脳循環動態の面で，つじつまを合わせていることが多い。しかし，数時間で動静脈奇形が摘出されると，術後の脳の循環動態は変化することが予想される。この変化は特に大きな動静脈奇形では著明であろう。術後の合併症として，術後の脳出血と脳虚血による症状の悪化の可能性が指摘されている。出血の原因として，1) 取り残しの動静脈奇形からの出血[147]，2) Normal perfusion pressure breakthrough (NPPB)[148]，3) 術後の流入動脈圧の亢進による流入動脈分枝からの出血[149]，4) 出血性静脈梗塞[150,151]があり，虚血症状としては流入動脈の逆行性閉塞（Retrograde thrombosis of feeding arteries）[135,152]などが合併症として報告されている。

まず，基本的には動静脈奇形の手術では，ナイダスの全摘出を行わないと，出血防止の目的は達成できない。特に，流入動脈とナイダスの1部が残り，逃げ道である流出静脈が切断されているようなナイダスの取り残しは危険である。私たちの施設では，このような原因による出血を防ぐために，以前には術直後に挿管された状態で脳血管撮影を行い，残存ナイダスが認められたときには，直ちに再手術にて全摘出を行い，出血を防止してきた。数年前からは，術中のポータブル装置による脳血管撮影（Portable DSA）にて，全摘出を確認するようにしており，この原因による術後出血の問題は解決された。

大型の動静脈奇形では，大量の血液が動静脈奇形に流れているために，周囲の脳組織は症状のあるなしにかかわらず，多かれ少なかれ虚血状態に陥っている。このような状態では周囲の脳の細動脈は血流を維持させようとして最大限に拡張し，自己調節能が障害されている場合が少なくない（図19）。大型の動静脈奇形を摘出すると今まで動静脈奇形にとられていた大量の血液が周囲の脳血管に流れ込むことになるが，正常な状態では細動脈は血流を増やしすぎないように自動的に収縮する。しかし，自動的な細動脈の収縮，拡張能を失った状態では，急に血液を戻されると制御できず，摘出部周囲の脳組織では出血をきたしたり，著しい脳浮腫，脳腫脹を伴う可能性がある。このような状態はNPPBといわれており，理論的には動静脈奇形を摘出した周囲の，自己調節能を失った脳血管から多発性に一斉蜂起のように出血してくるはずである[148]。NPPBによる出血と報告されているなかには，取り残しの

動静脈奇形による出血の可能性を示唆する症例も含まれており，NPPBという現象が過大に使われている印象は否定できないようである[147]。いずれにしても，大型の動静脈奇形では，周囲の脳組織に少しずつ血流を戻して，出血や浮腫を防止しようとする試みは脳の循環動態の面からは意義のあることと思われる。このような考えにもとづいて，摘出前に塞栓術にて動静脈奇形を小さくしてから手術を行ったり，可能ならば一期的ではなく数回に分けて，摘出術を行うなどの試みが数年前から盛んに行われ，脳循環動態の急激な変化に起因する合併症を防止しようとしている。また，術後に血圧管理を注意深く行い，少なくとも，正常に血圧をコントロールしておくことがこの合併症を防ぐためには大切である。

さて，私たちは動静脈奇形摘出後の流入動脈に着目していくつかの研究を行ってきたので紹介したい。摘出後の流入動脈は"stagnating artery"といって，術後の脳血管撮影では血流の速度がたいへん遅く，造影剤を注入後の連続脳血管撮影では動脈相を終わって静脈相になり，周囲の脳組織ではすでに静脈が造影されているのに，まだこの流入動脈は造影され続けている（図31 D）。血流が鬱滞している状態（stagnating artery，血流の鬱滞している動脈）であり，摘出前までは動静脈奇形に盛んに血流を送っていたのに，摘出後，急激に行き場を失った流入動脈のなれの果てともいえる状態である。この所見は小型よりも大型の動静脈奇形に高率に見られ，術後1週以内の脳血管撮影では，ほぼ全例で確認されている[153]。この摘出後の流入動脈は流速が遅いとともに，もう1つの特徴は血管内圧がたいへん高いことである[153]。この2つの特徴が，術後に全く異なった2つの合併症をもたらすことになる。1つは血管内圧が異常に高いために，摘出前にはこの流入動脈から分枝して動静脈奇形に血流を送り，手術時に不充分に凝固切断されていた小動脈が，術後に再開通して出血をもたらすことである。出血防止には手術中の，十分すぎるほどの，流入動脈からも分枝の凝固に留意しなければならない。そして，もう1つは，流入動脈の逆行性閉塞による脳梗塞であり（図32），術後の流入動脈が鬱滞して血流速度が遅いことに起因して発生する。この合併症は比較的大きな動静脈奇形で，著明に伸展し，かつ拡張した流入動脈に高率に発生し，この合併症をきたした患者はきたさない患者に比べて，年齢の高いことも明らかとなった[135,152]。残念ながら，この合併症を防ぐ手段はないものの，脳梗塞の予防や治療に準じて，術後の脱水や過度の血圧低下による脳灌流圧の低下は回避しなければならない。

動静脈奇形摘出後の合併症は流入動脈に関係したものばかりでなく，流出静脈に関連するものも見られる。流出静脈が動静脈奇形からの血液のみを灌流しているのであれば，摘出後にこの静脈が閉塞しても全く問題はない。しかし，動静脈奇形からの血液ばかりでなく，正常な脳組織からの血液をも灌流している流出静脈が術後に急速に閉塞した場合，正常な脳組織からの静脈灌流が損なわれ，静脈性の梗塞をもたらしたり，梗塞部分から出血（出血性梗塞）することもあり，新たな神経症状の出現する原因となる[150]。私たちの報告後，Al-Rodhanら[151]もこの静脈性梗塞の合併症の存在に賛同する論文を発表している。

(C) 脳動静脈奇形の脳血管内治療（塞栓術）

塞栓術とは動静脈奇形の流入動脈にカテーテルを挿入して，ナイダスに種々の塞栓物質を

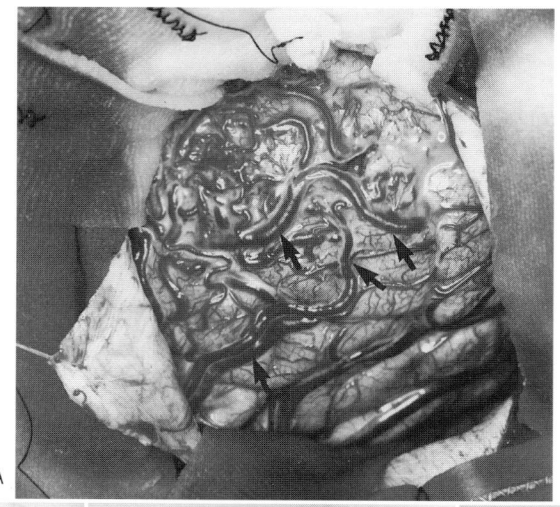

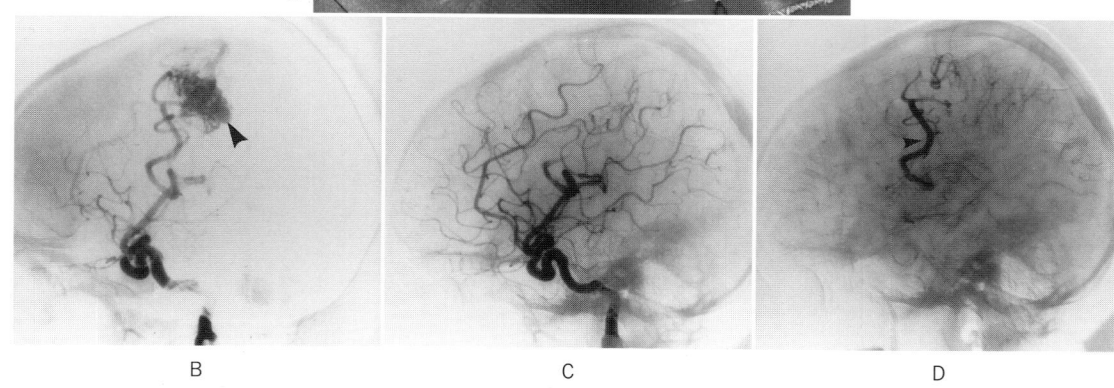

図 31：脳動静脈奇形の肉眼所見と術後の Stagnating artery

A：硬膜を開放後の手術写真。脳表に動静脈奇形が見られる。正常では黒く見える静脈が，動静脈奇形では動脈血が毛細血管を介さずに，直接静脈に流れ込むので赤く見える（矢印）（赤い静脈，red vein）。

B：左頸動脈撮影，側面像。てんかんで発症。中大脳動脈を流入動脈として，皮質静脈を流出静脈とする左前頭葉の動静脈奇形が見られる（矢頭）。

C：左頸動脈撮影，側面像，動脈相（術後，手術当日）。動静脈奇形は完全に摘出され，術後に新たな神経脱落症状は見られない。

D：同上，動脈相後期。流入動脈であった中大脳動脈は動脈相の後期になっても造影され，血流速度が大変遅く "Stagnating artery" の状態である（矢頭）。

注入して，縮小させる治療方法である。塞栓術単独で動静脈奇形を治療することはむしろ少なく，他の治療法との併用に使われることが多い。大きな動静脈奇形では摘出時の出血量を減らすためや，動静脈奇形にとられている血流を徐々に周囲の脳組織に戻して，摘出後の急激な脳循環動態の変化による合併症（NPPB）を防ぐために術前に塞栓術が行われる。また，摘出時にアプローチしにくい流入動脈からの血流供給を塞栓術で減少させておくことも手術を容易にする手段として有用である（図30）。さらに，放射線外科手術（Radiosurgrey）は小型の動静脈奇形でなければ，完全な奇形の閉塞が得られないので，照射前に塞栓術で大きさを縮小させることが必要である。塞栓術を行うときには，流入動脈がナイダス

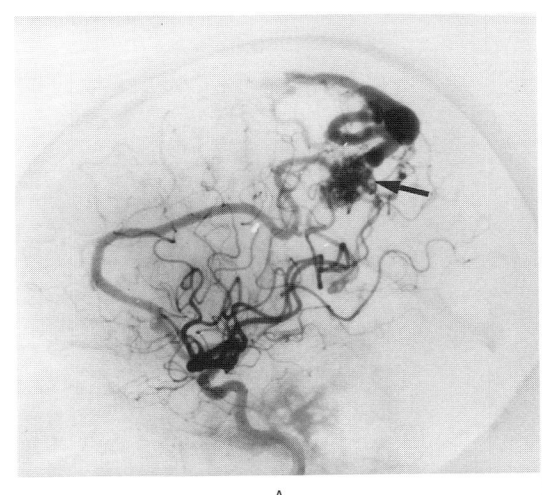

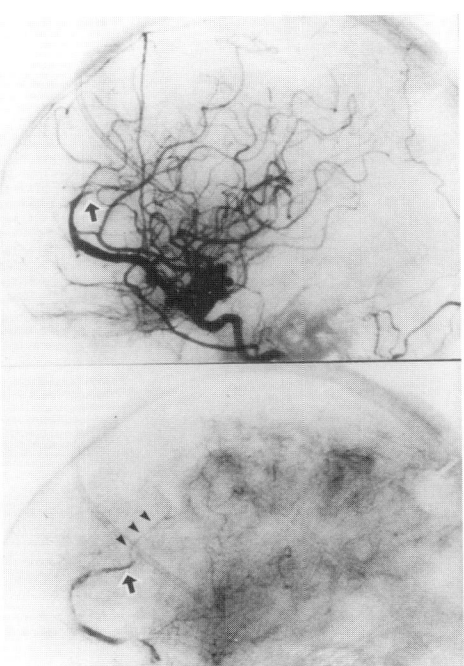

図 32：術後に Retrograde thrombosis を示した脳動静脈奇形
A：左頸動脈撮影，側面像（術前）。3度の出血をきたした頭頂葉の動静脈奇形。長く伸展した前大脳動脈を流入動脈とする動静脈奇形が見られる（矢印）。
B：左頸動脈撮影，側面像（術後14日）。術後4日目から，右下肢の麻痺が出現。流入動脈であった前大脳動脈は動静脈奇形のあった部位から，1本の分枝（矢頭）を出す部分（矢印）まで逆行性に閉塞している。

だけを養っているのか，あるいは正常な脳組織へも血液供給を行っているかが大きな問題となる。流入動脈が正常の脳組織も栄養しているときには，塞栓によって脳梗塞を起こす危険性がある。あらかじめ，流入動脈にカテーテルを挿入して，麻酔薬であるアミタール，キシロカインを注入して，脳の麻痺症状が誘発されるか否かを検査する（誘発試験）。誘発試験で神経症状が出現する場合には，この流入動脈からの塞栓術は不可能である。また，塞栓物質が小さすぎて，ナイダスを通過して流出静脈を閉塞させてしまうと，流出路が絶たれて出血する可能性があるので，塞栓物質の種類や大きさに関する注意を要する。

(D) 脳動静脈奇形に対する放射線外科手術

放射線照射によって病的な血管が肥厚して血栓化をきたすことを期待して行われる。しかし，古くに行われていた正確な動静脈奇形の3次元的な位置決め（定位的な位置決定）によらない通常の放射線照射療法は合併症のわりには動静脈奇形の閉塞効果が少ないことから見捨てられていた。しかし，その後に登場したガンマユニットによる定位的ガンマナイフ放射

表17 放射線外科手術の結果

シリーズ	放射線源	患者数(人)	血管撮影施行例の完全閉塞率(%)	照射後の出血(%)	新たな神経脱落症状(%)	死亡率(%)
Kemeny (1989)[158]	ガンマナイフ	180(52, 1年後血管撮影)	30.8 (大きさに無関係)	0	0	0
Betti (1989)[157]	リニアック	66(40, 2年後血管撮影)	<12 mm, 81 12-25 mm, 46 25-60 mm, 12.5	12.5	5	3
Lunsford (1991)[159]	ガンマナイフ	227(46, 2年後血管撮影)	80	4 (2年経過観察の75例のみ)	6.7 (浮腫は24%)	0.9
Sutcliffe (1992)[163]	ガンマナイフ	507(160, 2年後血管撮影)	72(最初の50人)	3.7	3.7	?
Colombo (1994)[160]	リニアック	180(99, 2年後血管撮影)	80	8.7	5	2.8
Pollock (1994)[162]	ガンマナイフ	65(32, 2年後血管撮影)	84(全て<3 cm)	7.7	2	3.1
Friedman (1995)[161]	リニアック	158(60, 1～4年後血管撮影)	1～4 ml, 81 4～10 ml, 89 >10 ml, 69	4	0	0.6

表18 小型AVM(3 cm以下)に対する顕微鏡手術成績

シリーズ	患者数(人)	新たな永久に残る神経脱落症状(%)	治療後の出血(%)	完全摘出率(%)	死亡率(%)
Sundt ら (1991)[166]	84	2.2	0	100	0
Sisti ら (1993)[165]	67	1.5	0	94	0
Schaller ら (1997)[164]	62	3.2	2	98	0

線外科手術(Stereotactic gamma knife radiosurgery)やリニアック(Linear accelerator)による放射線外科手術(Radiosurgery)は動静脈奇形に限局して,しかも正確に照射できるため,動静脈奇形の完全閉塞率を大幅に上昇させ,かつ周囲の脳組織への悪影響が少ないとの理論にもとづいて,動静脈奇形治療の有効な手段として普及している。

ガンマユニットによる定位的ガンマナイフ放射線外科手術装置は201個のコバルト60微小線源が半球面上に分散して配列されている。各線源からでるガンマ線はコリメーターヘルメット上の小孔(コリメーター)から細いビームとなりヘルメットの中心に焦点を結ぶように設定され,色々な大きさのコリメーターを使って種々の大きさの動静脈奇形に,あたかも凸レンズで太陽の光を集めて紙を焼く要領で照射する[154~156,158,159,162,163]。リニアック(Linear accelerator)による放射線外科手術は通常の放射線治療に用いられているリニアックを使用し,定位的にナイダスの位置を計測して大量の放射線を動静脈奇形に限局して照射する

ために，周囲の脳組織への照射は少なく保護される．この方法はガンマユニットと比べて，その効果にあまり遜色はなく，定位的に照射野を設定する装置をそろえると，通常の放射線治療に使っているリニアックを応用することができるので，高価なガンマユニットに比べて購入しやすく，私たちの施設を含めてかなり普及してきている[157,160,161]．

ガンマナイフおよびリニアックによる，定位的放射線外科手術では，2年後の動静脈奇形の完全閉塞率は小型の病変（3 cm 未満）で約80％程度と報告され，動静脈奇形が大きくなるにつれて閉塞率は低下するというのが一般的である（表17）．注目すべきことは照射後に脳血管撮影がきちんと施行されている患者は治療された全ての症例の20〜60％程度であり，脳血管撮影が半数以上に行われている報告はむしろ少ない（表17）．照射後の脳血管撮影を95％ときわめて高率に行っている Yamamoto ら[156]は，53例に対するガンマナイフ治療後の動静脈奇形の完全閉塞率は1〜5年後で60％であり，表17の成績に比べて低いという結果である．したがって，表17で示す完全閉塞率は脳血管撮影の施行率が低い報告では，もう少し割り引いてみなければいけないと思われる．照射後に動静脈奇形が完全閉塞にいたるまでの出血率は0〜12.5％とばらつきが多いものの，動静脈奇形の自然経過，すなわち何も治療しないで経過を見た患者の出血率と大きな違いはないという意見が一般的である．また，放射線照射の合併症として照射部位の放射線壊死という病態を考えておかなければならない．その頻度は症状を伴った患者のみを取り上げると，0〜6.7％と報告されている（表17）．しかし，これについては今までに5年以上の長期にわたって経過観察を行った患者の報告はなく，その詳細についてはわかっていないというのが現状である[156]．最近の論文では，長期に観察すると思っていたよりも放射線壊死に伴う合併症が多く，9％程度に達したという報告も見られる[156]．定位的放射線外科手術は確かにすばらしい治療法であり，今後も症例数は増加するであろうが，エネルギーの高い放射線を照射するわけであり，放射線壊死の危険性についてはさらに長期の経過観察を要するものと思われる．

(E) どの治療方法を選択するか

摘出術，放射線外科手術および塞栓術と治療の武器はそろっているが，どの症例にどの方法を使うのか？，または治療しないで経過を見るのか？については患者の年齢，全身状態，職業，症状，動静脈奇形の難易度（表15），患者の選択する治療法などを考慮して，個々の症例で決定していかなければならない．定位的放射線外科手術が登場してから，今まで治療が全く不可能で自然経過にまかせていた動静脈奇形がかなり少なくなっていることは確実である．しかし，先に説明したように長期経過観察が少ないために，放射線壊死に関する詳細がわかっておらず，この治療法が摘出術にとって変わることは現時点では考えにくい．また，昔から動静脈奇形の治療は完全にナイダスをつぶすことであり，部分摘出ないし定位的放射線外科手術による部分閉塞は出血防止に役立つとはいえない．したがって，治療を開始したならば，いずれの治療方法を用いたにせよ，完全にナイダスをつぶすことが出血を防ぐために大切である．摘出術は摘出直後から動静脈奇形からの出血を完全に防止できる利点であり，定位的放射線外科手術は開頭しないで動静脈奇形を治す利点を持っている．3 cm 未満の小

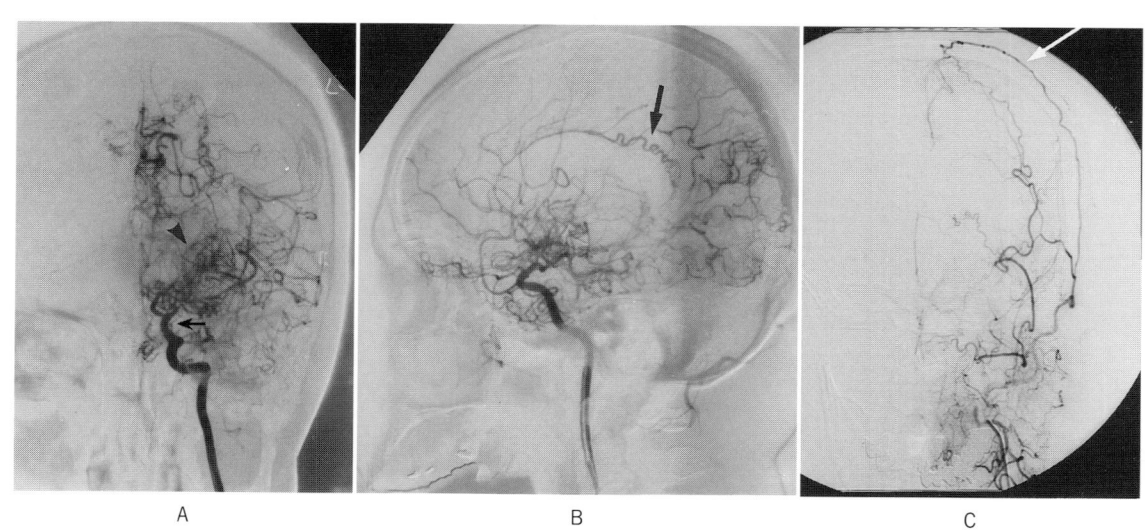

図33：もやもや病の脳血管撮影

左内頸動脈撮影，前後像（A），側面像（B）。内頸動脈終末部は閉塞（小矢印）して中大脳動脈や前大脳動脈の主幹部は造影されない。これらの主幹動脈の皮質枝は脳底部のもやもや血管（矢頭）を介して造影されている。また，前大脳動脈末梢部は後大脳動脈末梢部から血流供給をうけている（大矢印）（leptomeningeal anastomosis）。なお，このような所見は対側でも同様に認められた。

左外頸動脈撮影，前後像（C）。硬膜枝を介して内頸動脈系に側副血行路が形成されている（transdural anastomosis）（矢印）。

型の動静脈奇形の手術成績はきわめてよく（表18）[164~166]，放射線外科手術の結果（表17）よりもよいという最近の報告もある[167]。

一般的には，摘出術は小型〜中型で到達しやすい比較的表在性の動静脈奇形（図31）に対して行われる。また，血腫腔があれば深部でも摘出術は可能である（図30）。放射線外科手術は小型で出血していない深部の動静脈奇形，または出血していても血腫腔のない深部の小型の脳動静脈奇形に適している（図27）。このように，難易度の低い小型の動静脈奇形（Grade I, II, III）の治療法については，おおよその治療方針が確立されたと思われる。大型で難易度の高いGrade IV, Vをどのようにして治療するかが今後に残された問題点である。このような動静脈奇形に対して，塞栓術，摘出術，放射線外科手術を組み合わせて治療を行い，障害を最小限にして治療が可能であったという報告が増えている[167~169]。

2）もやもや病

何らかの原因で内頸動脈終末部，前大脳動脈，中大脳動脈近位部に狭窄や閉塞をきたした

表 19　ウイリス動脈輪閉塞症の診断の手引き
（厚生省特定疾患ウイリス動脈輪閉塞症調査研究班，1995 年）

I　ウイリス動脈輪閉塞症の診断基準
　(1)　診断上，脳血管撮影は必須であり，少なくとも次の所見がある。
　　1)　頭蓋内内頸動脈終末部，前および中大脳動脈近位部に狭窄または閉塞がみられる。
　　2)　その付近に異常血管網が動脈相においてみられる。
　　3)　これらの所見が両側性にある。
　(2)　ただし，磁気共鳴画像（MRI）と磁気共鳴血管撮影（MRA）により脳血管撮影における診断基準に照らして，下記の全ての項目をみたしうる場合は通常の脳血管撮影は省いてもよい。
　　1)　MRA で頭蓋内内頸動脈終末部，前および中大脳動脈近位部に狭窄または閉塞がみられる。
　　2)　MRA で大脳基底核部に異常血管網がみられる。
　　　注）2')　MRI 上，大脳基底核部に少なくとも一側で 2 つ以上の明らかな flow void を認める場合，異常血管網と判定してよい。
　　3)　1) と 2) の所見が両側性にある。（「MRI・MRA による画像診断のための指針」を参照のこと）
　(3)　本症は原因不明の疾患であり，下記の特別な基礎疾患に伴う類似の脳血管病変は除外する。
　　1)　動脈硬化　　　2)　自己免疫疾患　　　3)　髄膜炎　　　4)　脳腫瘍
　　5)　ダウン症候群　6)　レックリングハウゼン病　7)　頭部外傷　8)　頭部放射線照射
　　9)　その他
　(4)　診断の参考となる病理学的所見
　　1)　内頸動脈終末部を中心とする動脈の内膜肥厚と，それによる内腔狭窄ないし閉塞が，通常両側性に認められる。ときに肥厚内膜内に脂質沈着を伴うこともある。
　　2)　前・中大脳動脈，後大脳動脈などウイリス動脈輪を構成する諸動脈に，しばしば内膜の線維性肥厚，内弾性板の屈曲，中膜の菲薄化を伴う種々の程度の狭窄ないし閉塞が認められる。
　　3)　ウイリス動脈輪を中心として多数の小血管（穿通枝および吻合枝）がみられる。
　　4)　しばしば軟膜内に小血管の網状集合がみられる。

＜診断の判定＞
I にのべられている事項を参考として，下記のごとく分類する。なお脳血管撮影を行わず剖検を行ったものについては，(4)を参考として別途に検討する。

[1. 確実例]
　(1) あるいは (2) のすべての条件および (3) をみたすもの。ただし，小児では一側に (1) あるいは (2) の 1)，2) をみたし，他側の内頸動脈終末部付近にも狭窄の所見が明らかにあるものを含む。

[2. 疑い例]
　(1) あるいは (2) および (3) のうち，(1) あるいは (2) の 3) の条件のみをみたさないもの。

ために，もともと人間の脳が持っている側副血行路，すなわちバイパスが開いて脳の血流を補なっている疾患がある。脳血管撮影で見ると，この異常に発達したバイパスの血管が脳の底部において異常血管網を形成し，"もやもや"と見えるために，この疾患は"もやもや病"と呼ばれるようになった（図 33）。外国の文献でも，"moyamoya disease"として，立派に通用する日本語であり，別名はウイリス動脈輪閉塞症といわれる[170,171]。日本人や東洋人に多く，欧米人にはめずらしい疾患である。もやもや病の原因はいまだに不明であり，わが国では難病に指定され，表 19 に示す診断基準（厚生省特定疾患，ウイリス動脈輪閉塞症調査研究班，1995 年）をもとにして，もやもや病の診断はなされる。基準にははずれるものの類似した現象が見られることもあり，類もやもや病として，もやもや病とは区別して取り扱

われている。

1994年での日本における患者数は3,900名程度（厚生省特定疾患，ウイリス動脈輪閉塞症調査研究班，平成7年度報告書，1996年）と推定されている。成因は不明であるが，現時点では先天説よりも後天説が有力である。なお，もやもや病では約10％に家族内発生が見られるといわれている。

(1) 病型と症状

発症の分布には2つのピークがあるのが特徴的とされ，1つは5〜10歳を中心とした小児発症型，他の1つは30〜40歳を中心とした成人型であり，両グループで症状が大いに異なっている。小児例では脳虚血症状が圧倒的に多く，小児例全体の80％以上を占める。その程度は一時的に脳の血流が途絶えた症状，つまり一過性脳虚血発作（Transient ischemic attack：TIA）といわれる軽いものから，永久的に症状の残る脳梗塞（Cerebral infarction）まで多彩である。四肢のうちの一肢の麻痺（単麻痺），両下肢の麻痺（対麻痺），片側の上下肢の麻痺（片麻痺）それに四肢麻痺などの運動障害が小児発症型もやもや病の半数以上を占める。その他に失語症や感覚障害も見られるが，これらの虚血症状は過呼吸時（ハーモニカを吹く，熱い食べ物に息を吹きかけて食べる，マラソンなどの運動，号泣後など）に

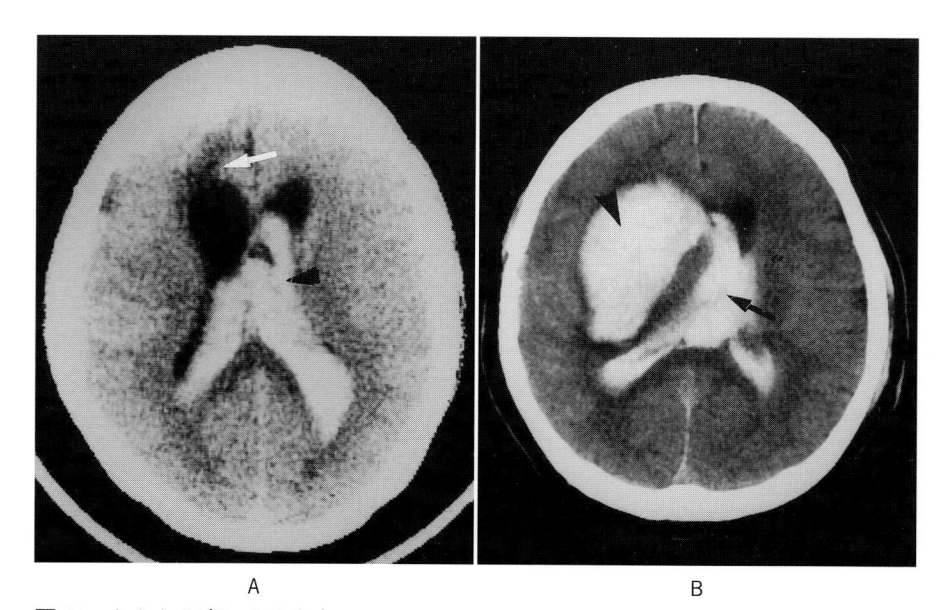

図34　もやもや病による出血
A：単純CT，水平断。脳実質内には出血がなく脳室内の出血が主体である（矢頭）。右前頭葉には古い小さな脳梗塞が見られる（矢印）。
B：単純CT，水平断。右の基底核部の出血（矢頭）が脳室に伸展し脳室内出血（矢印）を伴う。

起こることが多い。麻痺が左側，右側と変化するのも，本疾患の特徴であるといわれている。過呼吸によって，動脈血中の炭酸ガスが低下し，脳血管が収縮して脳血流量が減少し，一過性の脳虚血症状が出現するのである。

　もやもや病では側副血行路が十分な発達を見ないときには脳血流量は低下している。小児ではもともと脳の酸素消費量が多いために，もやもや病で慢性の低灌流状態（血流低下状態）におかれていて，これに過呼吸の負荷，低血圧，脱水などが加わると容易に虚血症状が出現すると思われる。小児例では生命予後はよいが，虚血症状を反復すると重大な知能精神障害をきたすために，機能予後は必ずしもよくない。特に，4歳未満に発症した症例では診断が遅れて知能低下などの後遺症を残すことが少なくない。母親を含めた家族は叱りつけた子供が号泣し，急に一時的に手，足を動かさないエピソードを見て，子供が演技をしているものと思いこみ診断が遅れるということも原因の1つであろう。早期発見と早期の治療が重要であり，この疾患についての啓蒙が大切と思われる。その他，小児ではてんかん発作の原因となりうるし，頭痛を訴える患者も少なくない。頭蓋内出血は成人に比して，きわめて少なく，約4％程度にすぎない[170,171]。

　成人例では，2/3は頭蓋内出血で発症し，運動障害や知能精神障害などの脳虚血症状は小児例に比して少なく，1/3程度である。もやもや病のくも膜下出血は動静脈奇形と同じように，脳室内出血による2次性くも膜下出血の形態をとっている（図34）。出血後の症状は脳室内出血が主体であれば，脳の局所症状を欠き，出血の程度に応じて種々の程度の意識障害をもたらし，1次性くも膜下出血と臨床的には区別がつかないことがある（図34-A）。脳実質内出血を伴う場合は出血部位に応じた神経脱落症状を示す[170,171]（図34-B）。もやもや病では内頸動脈系の血流が不足しているために，椎骨脳底動脈系は側副血行路として，頑張って脳血流を増やそうとしている。そのために，脳底動脈の先端部に動脈瘤を形成し，これが破裂することがある。このようなときには1次性くも膜下出血（図4）の所見を示す。また，内頸動脈や後大脳動脈の枝である，前，後脈絡叢動脈などの側副血行として働いている動脈にも瘤が形成され出血源となることがある。

　脳虚血症状が多い小児例では，生命予後は良好であるが，これに対して，成人のもやもや病では出血を繰り返して，10～20％が死亡する。また，重篤な症状を残す者（Glasgow Outcome Scale，表6CでSevere disability以下の不良例）は20％程度に達し，転帰は必ずしも良好とはいえない[172,173]。

　出血がなぜ発生するかについてはいろいろな説明が成されている。側脳室の近傍はもともと血流の少ない部分であるが，もやもや病ではさらにこの部分は慢性の乏血状態にある。このために，側脳室の近傍にある傍脳室動脈そのものが，虚血に伴って壊死状態に陥り血管壁の破綻出血をきたし，さらに出血が脳室内へ伸展し脳室内出血をもたらすといわれている（図34-A）[170]。また，バイパスとして働いているもやもや血管そのものから破綻することによって，脳深部の基底核や視床部に出血をきたし脳室を破って脳室内出血をもたらす（図34-B）。その他に，側副血行路として発達した脈絡叢動脈およびその分枝である髄質動脈からの出血[174]，側副血行路として血行力学的に血流が増加することによって発生した脳底動

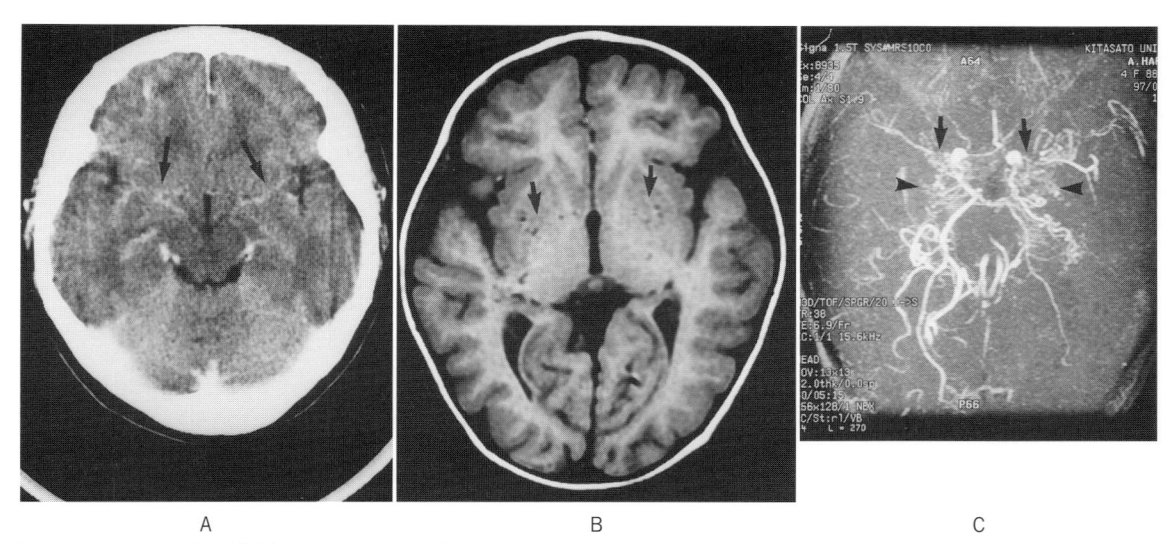

図35 もやもや病の造影CT，MRIおよびMRA
A：造影CT，水平断。両側で中大脳動脈の描出が悪い（矢印）。
B：MRI，T1強調像，水平断。基底核部のもやもや血管が無信号域（flow void sign）として描出される（矢印）。
C：MRA，上方から頭蓋底を見た状態。両側の中大脳動脈起始部の描出不良が不良（矢印）であり，さらに基底核部のもやもや血管（矢頭）が明瞭に描出されている。

脈瘤や脈絡叢動脈瘤からの出血[170]などが考えられている。

(2) もやもや病の診断

(A) CT，MRI所見

　　出血例では，単純CTにて出血部位，程度，伸展方向が明瞭に描出される。多くは脳実質内の血腫を伴わない脳室内出血を主体とする所見（図34A），または脳深部の基底核部に脳内血腫を形成し脳室へ穿破する所見（図34B）が認められる。単純のCTでは，すでに脳梗塞に陥った部分の診断も可能である。もやもや病では，大脳の皮質や皮質下に多発性の脳梗塞が見られ，さらに梗塞に伴って，軽度から中等度の脳室拡大や前頭葉に強い脳萎縮所見が特徴的であると報告されている[175]。

　　造影CTでは，狭窄や閉塞している中大脳動脈や前大脳動脈起始部の造影が非常に不良であり（図35A），側副血行路として働いているもやもや血管が脳深部の基底核部には異常血管網として造影される[176]。また，MRIのT1強調像では，内頸動脈の終末部，中大脳動脈や前大脳動脈近位部の狭窄，閉塞の所見が見られ，基底核部のもやもや血管は無信号域（flow void sign）として描出される（図35B）[177,178]。さらに，T2強調像では脳梗塞を単純CTよりも早期に描出することができるために，超急性期の脳梗塞の診断にきわめて有用である。小児と成人では梗塞部位に差があり，小児例では皮質や皮質下の脳梗塞が多く，成人

では大脳深部白質の半卵円中心梗塞や基底核の梗塞巣が多いといわれている[177]。

(B) 脳血管撮影, MRA の所見

診断を確定するために脳血管撮影は必須である。診断のためには，1) 頭蓋内内頸動脈終末部，前および中大脳動脈近位部に狭窄または閉塞が見られる。2) その付近に異常血管網が動脈相で見られる。3) これらの所見が両側性に見られることが必要である（表19）（図33）。脳底部異常血管網は他の側副血行路と区別するために basal moyamoya（脳底部もやもや）と呼ばれ，線条体動脈，Heubner 動脈，前脈絡叢動脈，視床穿通枝動脈などの穿通枝の拡張による中大脳動脈領域への側副血行路である。その他に，parenchymal anastomosis（髄質動脈を介した経路），leptomeningeal anastomosis（頭頂後頭，後側頭，後脳梁周囲動脈から中，前大脳動脈領域に至る経路），transethmoidal anastomosis（眼動脈，篩骨動脈を介した経路），transdural anastomosis（外頸動脈の硬膜枝を介した経路）による側副血行路が見られる（図33）。

最近では MRA が通常の脳血管撮影よりも非侵襲的に本疾患を診断する方法として普及している（図35 C）[179]。ただし，この方法では狭窄部位を閉塞と過大評価する点や，もやもや血管の最盛期には明瞭に描出するが，発達の乏しい時期には，特に成人例でもやもや血管を過小評価するなどの問題点もある[179]。診断基準（表19）では，通常の脳血管撮影を行わなくても，小児例では MRA と MRI と併用することによって，本疾患の確定診断が可能であるとしている（図35）。なお，成人例では上記のような所見が両側に見られることが診断には不可欠であるが，小児例では片側が典型的な所見であれば対側は内頸動脈終末部の狭窄所見程度でも，もやもや病として取り扱っている。

(C) その他の補助検査は

小児例の脳波検査では，過呼吸による著明は徐波化（build up）と過呼吸終了後，徐波化がいったん正常の戻った後に，再び著明な徐波の出現を認める。これは再徐波化現象（re-build up）と呼ばれ，小児もやもや病の特徴とされている[180]。この他，PET（Positron emission tomography），SPECT（Single photon emission computed tomography），^{133}Xenon CT による脳循環動態の検査は急性期の本疾患の診断には直接関係しないが，手術適応を決定するためには必要である[181,182]。

(D) もやもや病の治療

もやもや病では脳血流量を増やし脳虚血発作を繰り返すのを防ぐことと，もやもや血管への負担を減らして出血を防ぐことを目的として，血行再建術が行われている[183〜186]。どのような患者にこの手術を行うかは，MRI，CT，脳血管撮影，脳血流測定，脳代謝測定などによって，脳のどの部分が血流増加を期待しているかを探すことが必須である。繰り返す脳梗塞のために梗塞巣も大きく，神経脱落症状も強い場合には手術の適応にならない。一過性の脳虚血発作を繰り返したり，軽い脳梗塞で日常生活もある程度以上可能であって，画像上も

大きな梗塞巣を持たない患者は血行再建術のよい適応である。また，脳血流測定によって血流の低下していることと，細動脈が血流を増やそうと最大限に拡張している状態（予備能の低下した状態）が確認されるならば血行再建術の効果が期待できる。手術中あるいは手術直後の血圧の低下，動脈血炭酸ガス分圧の過度の低下または増加を契機として脳梗塞が発生することがあり得る。手術に際しては，このような血行再建術はあくまでも予防的なものであること，上記のような合併症があり得ることを本人や家族に納得してもらわなければならない。

血行再建術には直接血管吻合法と間接血管吻合法がある[183~186]。基本的な考えは，内頸動脈系の脳血流量の不足を，外頸動脈系の分枝ないしはこの動脈系から血流供給を受けている軟部組織を使って，脳の血流を増やしてやろうとしていることである。直接法では頭皮を栄養する浅側頭動脈と脳の動脈である中大脳動脈の脳表面に出てくる分枝を選んで顕微鏡を使って吻合する[183,185]。間接法[184,186]はまず頭皮の動脈（浅側頭動脈など），皮下の組織である帽状腱膜，側頭部の筋肉（側頭筋）などを血流を維持したままで遊離する。そして，頭蓋骨をいったんはずして，脳を包んでいる硬膜を硬膜血管をなるべく温存して切開し，帽状腱膜や側頭筋などの遊離した組織を脳表に置き，頭蓋骨をもとに戻す。硬膜は表側の方が血管が豊富なので，意図的に表と裏を逆にして，表が脳の表面に接するように置いてくる方法もある。もやもや病では，これらの組織はすでに生理的に個体のバイパスとして働いているので，むやみに損傷させると，かえって脳梗塞をもたらすことになるため，生理的な側副血行路を障害しないように，細心の注意を持って手術に望まなければならない。

1997年の厚生省特定疾患ウイリス動脈輪閉塞症調査研究班の報告書によると，1996年までに登録されたもやもや病確信例885例に対して行われた血行再建的治療法は直接法が168例（19％），間接法が305例（34％），両者の併用が173例（20％），手術しない者が239例（27％）であり，間接法のほうが直接法よりも多く行われている[184]。また，脳虚血症状の患者（569例）では手術が83％に行われているが，出血例（185例）ではこれよりも少なく手術は47％に行われているにすぎない。

手術成績であるが，直接法および間接法とも虚血症状を示す小児のもやもや病に対しては効果的であることがよく知られており，手術例の90％程度で虚血症状が消失するか著明に減少している[183~186]。

血行再建術は特に，小児の脳虚血症状に対して有効であることは多くの研究者の認めるところであるが，出血例に対する血行再建術が出血を防止するか否かについては議論が多く，結論は出ていない。出血例でも，再建術を行った方が，再出血をきたす患者が少ない傾向はあるものの，統計学的検査では有意な差を持って，出血を防止しうるとはいえないのが現状である[173]。

3）高血圧性脳出血

　高血圧性脳出血も2次性くも膜下出血の原因となる。つまり，脳内血腫が脳室内に穿破して脳室内出血をきたし，血性髄液をもたらすわけである。

(1) なぜ高血圧患者で出血するか

　高血圧による脳出血の成因として，微小動脈瘤（microaneurysm）の破綻説が有力である。微小動脈瘤はすでに述べたウイリス動脈輪を形成するような太い動脈にできる脳動脈瘤とは全く異なるものである。中大脳動脈や後大脳動脈から枝分かれした直径100〜200μ程度の動脈に微小動脈瘤は生ずる。高血圧を放置して長年経過すると，このような太さの動脈に類線維素変性（fibrinoid degeneration）や血管壊死（angionecrosis）が起こり，微小動脈瘤ができる。高血圧性脳出血の好発部位である被殻のレンズ核線条体動脈（lenticulostriate artery）や，視床の視床穿通動脈（thalamoperforating artery）は高血圧性脳出血をもたらす代表的な責任血管である。

(2) 出血の部位，画像と症状

　出血の好発部位は被殻（40％），視床（30％），大脳皮質下（10％），小脳（10％），脳幹（10％），その他，尾状核出血も数％に見られる。高血圧性脳出血全体では37〜62％に脳室内出血が認められ，特に視床出血（67〜76％）では被殻出血（22〜42％）よりも高頻度である[187]。症状は脳実質内の血腫による脳障害の重症度と脳室内出血の程度の組み合わせによって異なる[187]。脳実質内血腫が主体で，脳室内出血がないときには，障害された脳の症状が前景に立つ。脳室内出血を伴わない被殻出血では運動神経が束になっている内包が圧迫されるために反対側の片麻痺が見られるのみであり，脳室内に出血はないので，動脈瘤のくも膜下出血のような髄膜刺激症状は見られない（図36 A）。一方，尾状核出血では側脳室の前角と近接しているので，容易に脳室内へ穿破する（図36 B，C）。尾状核は機能的には大きな仕事をしていないので，脳実質内の血腫は症状を出しにくい。したがって，脳室内出血の症状，すなわち髄液が血性になった症状として，急激な頭痛，嘔吐，髄膜刺激症状が主体である。1年間に2〜3例，臨床経過から動脈瘤破裂のくも膜下出血の疑いで搬送され，結果的には尾状核出血に伴う脳室内出血と診断される症例が見られる。脳室内出血を伴う症例では，急性水頭症に対して脳室ドレナージが必要になることがある（図36 C）。その他，視床出血は解剖学的にその内側が第Ⅲ脳室なので，脳室内出血をきたしやすい（図36 D）。

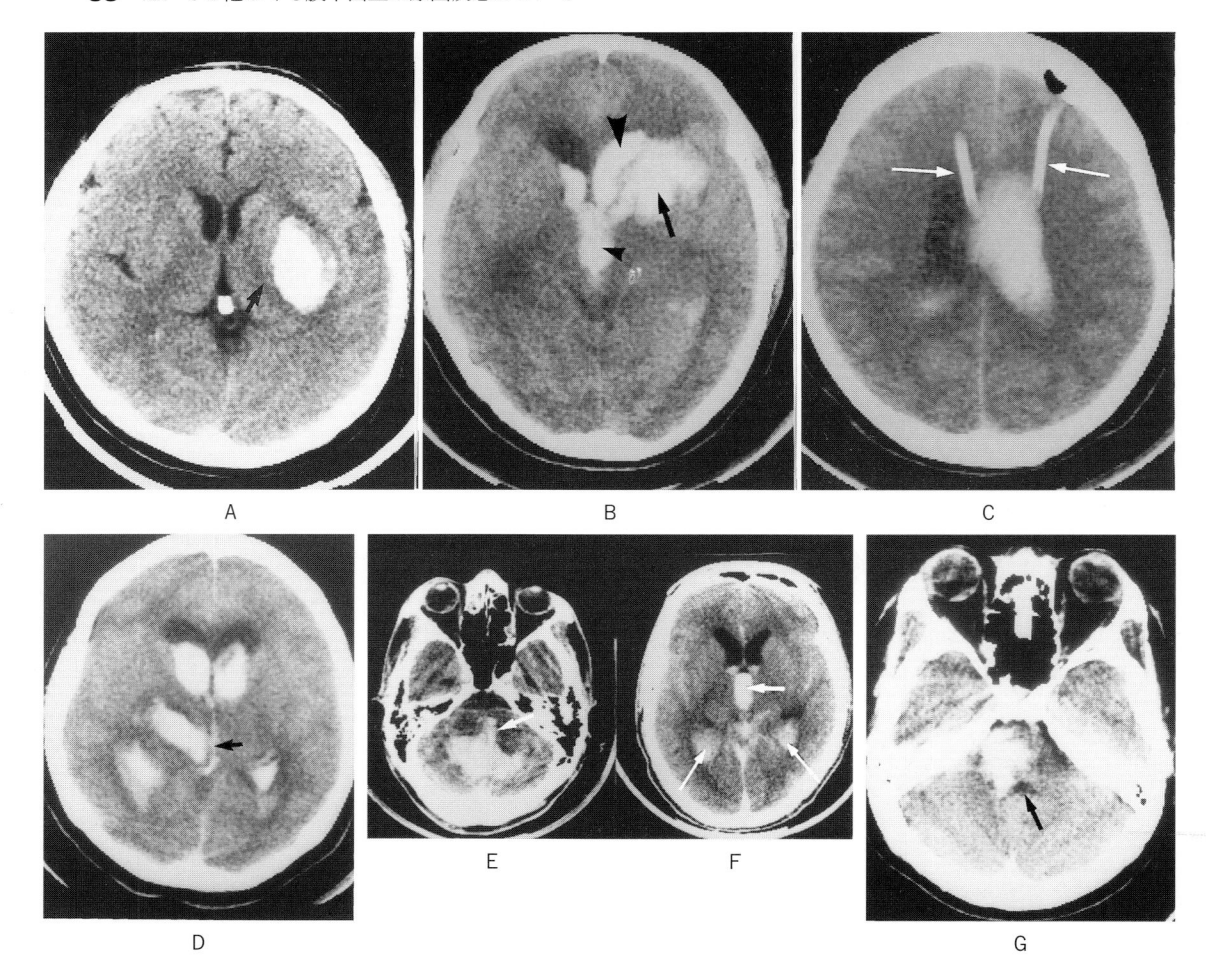

図36：高血圧性脳出血の単純CT（水平断）
A：被殻出血
　　左被殻出血により内側を走行する内包（矢印）が圧迫している。
B：尾状核出血
　　左尾状核出血（矢印）が側脳室へ穿破（大矢頭）し，血腫は第III脳室にも流れている（小矢頭）。
C：（Bと同一症例）
　　髄液の通過障害による急性水頭症をきたしたために，両側の側脳室から脳室ドレナージ（矢印がドレナージチューブ）を行い，髄液を外へ排液している。
D：視床出血
　　右視床出血が第III脳室（矢印）へ穿破し脳室内出血をきたしている。
E：小脳出血
　　小脳出血が第IV脳室（矢印）へ伸展している。
F：（Eと同一症例）
　　第IV脳室に出血した血腫は脳室を逆流して，第III脳室（矢印），側脳室（矢頭）にも見られる。
G：橋出血
　　橋に出血が見られるが，後方に近接している第IV脳室（矢印）には穿破していない。
(C―宮坂佳男：CT, MRI時代の脳卒中．日本臨床（増補版，下巻）51, p271, 図9-B, 1993)

出血によって視床が障害を受けると，対側の感覚障害，内包の障害による片麻痺，眼球の下内方への凝視（鼻尖凝視），縮瞳，病巣側への共同偏視などの多彩な神経症状が見られる。しかし，視床そのものの破壊が少なく，脳室穿破の症状が主体であれば動脈瘤破裂と区別のつきにくいことがある。小脳出血も近くにある第 IV 脳室へ破れやすく，また小脳出血では頭痛，嘔吐を伴いやすいために，動脈瘤の出血と初期の段階では間違われることが少なくない（図 36 E，F）。異なる点は小脳出血では，回転性のめまい感が強いこと，麻痺はないが運動失調のために歩けないことが特徴的である。その他に脳幹の橋も高血圧性脳出血の好発部位である。典型例な患者では，急激で高度な意識障害，四肢麻痺，著しい両側の縮瞳（pin point pupil，針先瞳孔），水平眼球運動消失，眼球の沈下運動（ocular bobbing），呼吸障害，過高熱が見られる（図 36 G）。急激に昏睡状態にいたる症例では重症の Grade V（表 3，Hunt & Kosnik 分類）の脳動脈瘤破裂と区別がつかない。以前には橋出血は重症な出血の代名詞のように扱われていたが，CT が出現して以来，軽症の橋出血もまれではなくなっている。

（3）治療の変遷と効果

　高血圧を早期に発見して治療することが最も重要である。最近は医療従事者のみでなく，患者の予防医学についての関心が高まっているために，この高血圧性脳出血は脳血管障害の中で最も減少が目立つ疾患である。

　血腫摘出術の対象になるのは，被殻出血，小脳出血，大脳皮質下出血であり，最大径 3 cm 以上の血腫で頭蓋内圧亢進のために，軽〜中等度の意識障害が見られる患者では適応となる。この種の出血は高血圧に起因する全身病の 1 部分現象として，頭蓋内出血をきたしたという考え方で対応することが望ましい。すなわち，脳組織以外の呼吸，循環系，腎臓などにも隠された疾患があることを頭に入れておくべきである。最近は術後の合併症を少なくするために，全身麻酔下の開頭血腫除去術は大幅に減少した。そのかわりとして，患者への侵襲を少なくするために，CT で血腫の 3 次元的位置を正確に決定して，定位脳手術の技法を用いて，局所麻酔で頭蓋骨に穿頭を行い，細い穿刺針を刺入して血腫を吸引する方法（定位的血腫吸引術）が盛んである[188]。この方法によって，内科的治療よりも，術後の機能予後が有意に向上しているという報告[188,189]と，生命予後は明らかに改善されているが機能的には余り変わりはないという研究結果[190]があり，今後の無作為抽出法による検討が待たれる。

　また，大脳皮質下出血では動静脈奇形のところでも述べたように，安易に高血圧性としないで，動静脈奇形などの出血原因の検索をまず行ってから，最終的に高血圧性と診断すべきであろう[124]。

4）脳腫瘍からの出血

（1）出血しやすい脳腫瘍

　脳出血の総数から見ると，腫瘍からの出血が原因であることは少ないが，脳腫瘍全体では5～10％に脳出血が見られる[191]。動静脈奇形やもやもや病と同じように，脳実質内出血から脳室内出血をきたして2次性くも膜下出血をもたらす。経過としては，脳腫瘍の症状があらかじめ認められ，その経過中に急激に症状の悪化を認めたときには出血による急激な容積の増大を考える。また，脳腫瘍の症状が全くなくて，脳出血の症状で発症する患者が脳腫瘍全体の約1/4程度に見られるという報告がある[191]。母集団の多い腫瘍では転移性脳腫瘍や悪性グリオーマなどの悪性脳腫瘍が出血をきたしやすい。また，絶対数は少ないものの，悪性黒色腫は最もしばしば出血を伴い，約40％に出血が見られるという[191]。さらに，悪性絨毛上皮腫は脳腫瘍の症状ではなくて，脳出血の症状で発症することの多い転移性腫瘍である。

　良性腫瘍からの出血では下垂体腺腫からの出血がしばしば見られるが，腺腫内に直接出血するか，大きな腺腫では梗塞，壊死から腫瘍内出血へ移行する。比較的急激な発症の頭痛と嘔吐を伴うが，通常の頭蓋内出血とは異なり，これに加えて，容積が増大した腺腫によって，その上方に接して位置する視神経が圧迫されるために急激な視力，視野障害の悪化が見られる。このような状態を下垂体卒中（Pituitary apoplexy）と呼ぶ。私たちは下垂体腺腫の腫瘍内に限局した出血しか経験していないが，教科書的には脳底部のくも膜下腔や第Ⅲ脳室まで出血の進展する下垂体卒中も見られるという。

　脳腫瘍が出血する因子として，1）腫瘍血管の構造が脆弱である，2）腫瘍そのものが血管内へ伸展する，3）腫瘍ないしは周囲脳組織の壊死，4）全身癌や抗癌剤などでもたらされる凝固異常などが考えられている[191]。

（2）診断と治療は

　CT，MRI，脳血管撮影などで，出血の原因および出血部位とその程度が診断される。もともと症状を持っている脳腫瘍の患者では，出血の原因の診断に困難を伴うことは少ないが，無症状であった患者が脳出血で発症した場合は問題である。通常，腫瘍以外の原因による脳出血では，CTで血腫周囲に浮腫が見られるのは1日以上経過してからであるので，出血後超早期のCTですでに著明な浮腫が見られたり，血腫の大きさ以上に周囲への圧迫所見が強いときには，原因として脳腫瘍の存在を疑う。このような所見も得られないときには，出血時に腫瘍の存在を診断するのは難しく，血腫の影響がとれてくる亜急性期から慢性期になって，造影CTやMRIを駆使して腫瘍の診断を行う。下垂体卒中では，CT，MRIで比較的

容易に診断が可能である。治療は出血の原因が悪性腫瘍の時には，脳圧亢進症状を軽減するために，高張減圧剤，腫瘍摘出，血腫除去，脳室ドレナージなどを行うが，良好な転帰を期待することはなかなか厳しい。その点，原因が良性腫瘍である下垂体腺腫では，緊急の経鼻的下垂体腫瘍摘出および血腫除去を行い，視神経に対する圧迫を早期に減圧すれば，良好な結果が十分に期待できる。

5) 出血傾向による頭蓋内出血

　ワーファリンで抗凝固療法を行っている患者や，血小板減少症，血友病，白血病など出血傾向のある患者では硬膜下，脳実質またはくも膜下出血をきたすことがある[192,193]。出血傾向がひどければ，自然に出血することがあるし，軽度の外傷などが加わって大量出血をきたすことが少なくない。すでに，抗凝固療法がなされていることや，出血傾向を示す原因がわかっている患者では，急性期でも対処できるが，原因不明の突然の頭蓋内出血で来院したときには，出血傾向を疑わせる既往歴の聴取，血液検査による出血，凝固時間，プロトロンビン時間の測定，凝固因子の検査，血小板数の測定などが必要である。血腫に対する治療は他の原因によるものと基本的には同じであるが，これらの出血傾向に対する処置を同時に行わないと，手術中に止血が困難なことや，術後の再出血をきたし，致死的となるので，注意が必要である。

6) アミロイド・アンギオパチーによる頭蓋内出血

　高齢者で多発性，再発性の皮質〜皮質下の出血を経験したならばアミロイド・アンギオパチー（Amyloid angiopathy）による出血を考えなければならない[191]。アミロイド蛋白が脳表の細動脈の中膜，外膜に沈着するために，血管壁が脆弱化して破綻出血をきたす。病変が脳表に近いために，脳表のくも膜下腔に出血してくも膜下出血をきたしたり，脳実質内出血が脳室内に穿破して，2次性くも膜下出血をきたす。頭頂後頭葉，側頭頭頂葉および前頭葉に好発するが，アミロイド・アンギオパチーの40〜67％は最終的に出血をきたすといわれている。治療は血腫が小さな時には保存的に観察されていることが多い。診断はまず高齢者，出血部位，多発性などで本原因を疑うが，実際には，大きな血腫で救命目的で手術され，脳血管の特殊な染色（コンゴレッド染色）で初めてこの原因が確定されることが多いであろう。

文 献

〈脳動脈瘤〉

1) 太田富雄編：脳神経外科学．改訂7版，金芳堂，8章 脳血管障害 pp 683-1002, 1996
2) 小笠原邦昭，嘉山孝正，桜井芳明，ほか：X線CTで診断されたクモ膜下出血の出血源の検討．脳神経 42：399-404, 1990
3) 寺崎修司，米川泰弘：本邦のくも膜下出血の疫学と臨床統計．日本臨牀（増刊号，下巻，CT, MRI時代の脳卒中学―新しい診断・治療体系）51：285-292, 1993
4) Stehbens WE：Etiology of intracranial berry aneurysms. J Neurosurg 70：823-831, 1989
5) Hashimoto N, Kim C, Kikuchi H, et al.：Experimental induction of cerebral aneurysms in monkeys. J Neurosurg 67：903-905, 1987
6) 藤島正敏：日本人の脳血管障害．日内会誌 85：1407-1418, 1996
7) 藤島正敏：脳血管障害の位置づけと脳卒中学．脳卒中 19：421-425, 1997
8) Sacco RL, Wolf PA, Bharucha NE, et al.：Subarachnoid and intracerebral hemorrhage. Natural history, prognosis, and precursive factors in the Framingham study. Neurology 34：847-854, 1984
9) Brewis M, Poskanzer DC, Rolland C, et al.：Neurological disease in an English city. Acta Neurol Scand 42 (suppl 24)：1-89, 1966
10) Fogelholm R：Subarachnoid hemorrhage in middle-England. Incidence, early prognosis and indications for neurosurgical treatment. Stroke 12：296-301, 1981
11) Parkinson S：Incidence, etiology, and prognosis of primary subarachnoid hemorrhage. A study based on 589 cases diagnosed in a defined urban population during a defined period. Acta Neurol Scand 43 (suppl 29)：1-128, 1967
12) Zupping R, Roose M：Epidemiology of cerebrovascular disease in Tartu, Estonia, USSR, in 1970 through 1973. Stroke 7：187-190, 1976
13) Gudmundsson G：Primary subarachnoid hemorrhage in Iceland. Stroke 4：764-767, 1973
14) Tanaka H, Ueda Y, Date C, et al.：Incidence of stroke in Shibata, Japan：1976-1978. Stroke 12：460-466, 1981
15) Inagawa T, Ishikawa S, Aoki H, et al.：Aneurysmal subarachnoid hemorrhage in Izumo City and Shimane Prefecture of Japan. Incidence. Stroke 19：170-175, 1988
16) Kiyohara Y, Ueda K, Hasuo Y, et al.：Incidence and prognosis of subarachnoid hemorrhage in a Japanese rural community. Stroke 20：1150-1155, 1989
17) Locksley HB：Report on cooperative study of intracranial aneurysms and subarachnoid hemorrhage. section V, Part I. J Neurosurg 25：219-239, 1966
18) Ingall TJ, Whisnant JP, Wiebers DO, et al.：Has there been a decline in subarachnoid hemorrhage mortality. Stroke 20：718-724, 1989
19) Hunt WE, Kosnik EJ：Timing and perioperative care in intracranial aneurysm surgery. Clin Neurosurg. 21：79-89, 1974
20) 溝井和夫，鈴木二郎：本邦臨床統計集―診療に必須の情報・数値，くも膜下出血（破裂脳動脈瘤）．日本臨牀 41：124-134, 1983
21) Drake CG：Report of World Federation of Neurological Surgeon Committee on a Universal

Subarachnoid Hemorrhage Grading Scale. J Neurosurg 68: 985-986, 1988 (Letters to the editor)

22) 太田富雄, 和賀志朗, 半田 肇, ほか: 意識障害の新しい分類法思案, 数量的表現 (III群3段階方式) の可能性について. 脳外 2: 623-627, 1974

23) Teasdale G, Jennett B: Assessment of coma and impaired consciousness. A practical scale. Lancet ii: 81-84, 1974

24) 小松伸郎, 関 博文, 高久 晃, ほか: 脳動脈瘤破裂時の気候, 気象および患者の行動. 脳神経 30: 497-503, 1978

25) Schievink IS, Karemaker JM, Hageman LM, et al.: Circumstances surrounding aneurysmal subarachnoid hemorrhage. Surg Neurol 32: 266-272, 1989

26) 松田昌之: くも膜下出血発症後の環境因子分析. 日本臨床 (増刊号, 下巻, CT, MRI時代の脳卒中学—新しい診断・治療体系) 51: 293-297, 1993

27) Taylor CL, Yuan Z, Selman W, et al.: Cerebral arterial aneurysm formation and rupture in 20, 767 elderly patients. Hypertension and other risk factors. J Neurosurg 83: 812-819, 1995

28) Schievink IS, Wijdicks EF, Meyer FB, et al.: Seasons, snow, and subarachnoid hemorrhage. Lack of association in Rochester, Minnesota. J Neurosurg 82: 912-913, 1995 (Letters to the editor)

29) Weir RKA, Kongable GL, Kassell NF, et al.: Cigarette smoking as a cause of aneurysmal subarachnoid hemorrhage and risk for vasospasm. A report of the cooperative aneurysm study. J Neurosurg 89: 405-411, 1998

30) Kassell NF, Kongable GL, Torner JC, et al.: Delay in referral of patients with ruptured aneurysms to neurosurgical attention. Stroke 16: 587-590, 1985

31) Schievink WI, van der Werf DJM, Hageman LM, et al.: Referral pattern of patients with aneurysmal subarachnoid hemorrhage. Surg Neurol 29: 367-371, 1988

32) 高野尚治, 斎藤元良, 宮坂佳男, ほか: 頭蓋内出血で発症した脳血管障害に起因する眼底出血. 脳神経 44: 13-17, 1992

33) Medele RJ, Stummer W, Mueller AJ, et al.: Terson's syndrome in subarachnoid hemorrhage and severe brain injury accompanied by acutely raised intracranial pressure. J Neurosurg 88: 851-854, 1998

34) Garfinkle AM, Danys IR, Nicole DA, et al.: Terson's syndrome. a reversible cause of blindness following subarachnoid hemorrhage. J Neurosurg 76: 766-771, 1992

35) Pfausler B, Belcl R, Metzler R, et al.: Terson's syndrome in spontaneous subarachnoid hemorrhage. A prospective study in 60 consecutive patients. J Neurosurg 85: 392-394, 1996

36) 北原孝雄, 増田 卓, 相馬一亥: くも膜下出血における急死の死因の検討. 脳外 21: 781-786, 1993

37) Bonita R, Thompson S: Subarachnoid hemorrhage. Epidemiology, diagnosis, management, and outcome. Stroke 16: 591-594, 1985

38) 北原孝雄, 斎藤元良, 大和田隆, ほか: 脳動脈瘤根治手術にいたらず死亡したくも膜下出血例の検討. 脳卒中の外科 17: 128-131, 1989

39) Hijdra A, Vermeulen M, van Gijn J, et al.: Respiratory arrest in subarachnoid hemorrhage. Early death from rupture of an intracranial aneurysm. Neurology 34: 1501-1503, 1984

40) Estanol BV, Dergal EB, Cesarman E, et al.: Cardiac arrythmias associated with subarachnoid hemorrhage. Prospective study. Neurosurgery 5: 675-680, 1979

41) Schwartz WB, Bennett W, Curelop S, et al.: A syndrome of renal sodium loss and hyponatremia probably resulting from inappropriate secretion of antidiuretic hormone. Am J Med 23: 529-542, 1957
42) 宮坂佳男, 朝日茂樹, 中山賢司, ほか: 脳動脈瘤破裂後の水電解質代謝異常とその発現要因に関する研究. 脳外 12: 699-706, 1984
43) 宮坂佳男, 別府俊男, 松森邦昭, ほか: くも膜下出血例における血漿抗利尿ホルモン (ADH) 測定とその意義, 出血後の諸因子と血漿ADHの関連性. Neurol Med Chir (Tokyo) 24: 848-853, 1984
44) Nelson PB, Seif SM, Maroon JC, et al.: Hyponatremia in intracranial disease perhaps not inappropriate secretion of antidiuretic hormone (SIADH). J Neurosurg 55: 938-941, 1981
45) Kissel JT, Burde RM, Klingele TG, et al.: Pupil-sparing oculomotor palsies with internal carotid-posterior communicating artery aneurysms. Ann Neurol 13: 149-154, 1983
46) Day AL: Aneurysms of the ophthalmic segment, A clinical and anatomical analysis. J Neurosurg 72: 677-691, 1990
47) Fisher CM, Kistler JP, Davis JM, et al.: Relation of cerebral vasospasm to subarachnoid hemorrhage visualizing by computerized tomographic scanning. Neurosurgery 6: 1-9, 1980
48) van Gijn J, van Dongen KJ: The time course of aneurysmal hemorrhage on computed tomograms. Neuroradiology 23: 153-156, 1982
49) Nishimoto A, Ueta K, Onbe H, et al.: Nation wide co-operative study of intracranial aneurysm surgery in Japan. Stroke 16: 48-52, 1985
50) 溝井和夫, 鈴木二郎: 本邦臨床統計集—診療に必須の情報・数値, くも膜下出血 (破裂脳動脈瘤). 日本臨床 41: 124-134, 1983
51) 京嶋和光, 岡田達也, 中洲 敏, ほか: 出血源不明のくも膜下出血の臨床的検討. 脳外 16: 468-474, 1988
52) Ljunggren B, Btandt L, Saveland H et al.: Some aspects of the surgical treatment of intracranial aneurysms. Neurosurgeons 6: 357-368, 1987
53) 斉藤 勇: くも膜下出血の外科的治療の問題点と予後: 生命予後と機能予後. 日本臨床 (増刊号, 下巻, CT, MRI時代の脳卒中学—新しい診断・治療体系) 51: 372-379, 1993
54) 斉藤 勇: 無症候性脳動脈瘤: その対応と問題点. 脳外 24: 875-884, 1996
55) Broderick JP, Brott TG, Duldner JE, et al.: Initial and recurrent bleeding are the major causes of death following subarachnoid hemorrhage. Stroke 25: 1342-1347, 1994
56) Kassell NF, Turner JC: Aneurysmal rebleeding. A preliminary report from the cooperative aneurysmal study. Neurosurgery 13: 479-481, 1983
57) Torner JC, Kassell NR, Wallace RB, et al.: Preoperative prognostic factor for rebleeding and survival in aneurysm patients receiving antifibrinolytic therapy. Report of the cooperative aneurysm study. Neurosurgery 9: 506-513, 1981
58) Cossu M, Pau A, Turtas S, et al.: Subsequent bleeding from ruptured intracranial aneurysms treated by wrapping or coating. A review of the long-term results in 47 cases. Neurosurgery 32: 344-347, 1993
59) Kassell NF, Torner JC, Haley EC, et al.: The international cooperative study on the timing of aneurysm surgery. Part 1. Overall management results. J Neurosurg 73: 18-35, 1990
60) Kassell NF, Torner JC, Jane JA, et al.: The international cooperative study on the timing of aneurysm surgery. Part 2. Surgical results. J Neurosurg 73: 37-47, 1990

61) Jennett B, Bond M : Assessment of outcome after severe brain damage. A practical scale. Lancet i : 480-484, 1975
62) Guglielmi G, Vinuela F, Duckwiler G, et al. : Endovascular treatment of posterior circulation aneurysms by electrothrombosis using electrically detachable coils. J Neurosurg 77 : 515-524, 1992
63) Vinuela F, Duckwiler G, Nawad M, et al. : Guglielmi detachable coil embolization of acute intracranial aneurysm. Perioperative anatomical and clinical outcome in 403 patients. J Neurosurg 86 : 475-482, 1997
64) Byrne JV, Sohn MJ, Molyneux AJ : Five-year experience in using coil embolization for ruptured intracranial aneurysms. Outcome and incidence of late rebleeding. J Neurosurg 90 : 656-663, 1999
65) Morishima H, Kurata A, Ohmomo T, et al. : The efficacy of endovascular surgery for treatment of giant aneurysms with special reference to coil embolization for endosaccular occlusion. Interventional Neuroradiology : 4 (suppl 1), 135-143, 1998
66) Kurata A, Miyasaka Y, Yada K, et al. : Aneurysmography for visualizing large aneurysms. Neurosurgery 34 : 745-753, 1994
67) Tanabe T, Saitoh T, Tachibana S, et al. : Effect of hyperdynamic therapy on cerebral ischemia caused by vasoapasm associated with subarachnoid hemorrhage. Acta Neurochir (Wien) 63 : 291-296, 1982
68) 遠藤昌孝，永井成樹，田中柳水，ほか：ウロキナーゼ脳槽灌流法の効果と限界．脳血管攣縮 5 : 131-135, 1990
69) 児玉南海雄，佐々木達也，山野辺邦美，ほか：脳槽灌流による脳血管攣縮の予防．日本臨床 46 : 201-207, 1988
70) Findley JM, Weir BKA, Steinke D, et al. : Effect of intrathecal thrombolytic therapy on subarachnoid clot and chronic vasospasm in a primate model of SAH. J Neurosurg 69 : 723-735, 1988
71) Kaku Y,Yonekawa Y, Tsukahara T, et al. : Superselective intraarterial infusion of papaverine for the treatment of cerebral vasospasm after subarachnoid hemorrhage. J Neurosurg 77 : 842-847, 1992
72) Kassell NF, Helm G, Simmons N, et al. : Treatment of cerebral vasospasm with intra-arterial papaverine. J Neurosurg 77 : 848-852, 1992
73) 遠藤昌孝，高橋 功，北原孝雄，ほか：脳血管攣縮に塩酸パパベリン動注療法は本当に有効か？脳血管攣縮 13 : 190-195, 1998
74) Hakim S, Adams RD : The special clnical problem of symptomatic hydrocephalus with normal cerebrospinal fluid pressure. Observations on cerebrospinal fluid pressure. Observations on cerebrospinal fluid hydrodynamics. J Neurol Sci 2 : 307-327, 1965

〈解離性脳動脈瘤〉

75) 山浦 晶，小野純一，興村義孝，ほか：非外傷性頭蓋内解離性動脈瘤の検討．脳卒中の外科 21 : 341-346, 1993
76) 山浦 晶，小野純一，久保田基夫：頭蓋内解離性動脈瘤について－本邦例と外国例の比較．Neurosurgeons 15 : 54-61, 1996

77) 北原孝雄：頭蓋内解離性動脈瘤．北里医学 27：215-221, 1997
78) Mizutani T, Aruga T, Kirino T, et al.: Recurrent subarachnoid hemorrhage from untreated ruptured vertebrobasilar dissecting aneurysms. Neurosurgery 36: 905-911, 1995
79) Sasaki O, Ogawa H, Koike T, et al.: A clinicopathological study of dissecting aneurysms of the intracranial vertebrtal artery. J Neurosurg 75: 874-882, 1991
80) Kitanaka C, Sasaki T, Eguchi T, et al.: Intracranial vertebral artery dissections. Clinical, radiological features, and surgical considerations. Neurosurgery 34: 620-626, 1994
81) Aoki N, Sakai T: Rebleeding from intracranial dissecting aneurysm in the vertebral artery. Stroke 21: 1628-1631, 1990
82) Hosoya T, Watanabe N, Yamaguchi K, et al.: Intracranial vertebral artery dissection in Wallenberg syndrome. AJNR Am J Neuroradiol. 15: 1161-1165, 1994
83) Kitanaka C, Tanaka J, Kuwahara M, et al.: Nonsurgical treatment of unruptured intracranial vertebral artery dissection with serial follow-up angiography. J Neurosurg 80: 667-674, 1994
84) Yoshimoto Y, Wakai S: Unruptured intracranial vertebral artery dissection. Clinical course and serial radiographic imagings. Stroke 28: 370-374, 1997
85) Fujiwara S, Yokoyama N, Fujii K, et al.: Repeat angiography and magnetic resonance imaging (MRI) of dissecting aneurysms of the intracranial vertebral artery. Report of four cases. Acta Neurochir (Wien) 121: 123-129, 1993
86) Friedman A, Drake C: Subarachnoid hemorrhage from intracranial dissecting aneurysm. J Neurosurg 60: 325-334, 1984
87) Ito Y, Ishii R, Suzuki Y, et al.: Ruptured dissecting aneurysm of the vertebral artery reveaked by repeated angiography. Neurosurgery 23: 225-227, 1988
88) Pozzati E, Andreoli A, Limoni P, et al.: Dissecting aneurysms of the vertebrobasilar system: Study of 16 cases. Surg Neurol 41: 119-124, 1994
89) Kitanaka C, Tanaka J, Kuwahara M, et al.: Magnetic resonance imaging study of intracranial vertebrobasilar artery dissections. Stroke 25: 571-575, 1994
90) Yamaura I, Tani E, Yokota Y, et al.: Endovascular treatment of ruptured dissecting aneurysms aimed at occlusion of the dissected site by using Guglielmi detachable coils. J Neurosurg 90: 853-856, 1999
91) 倉田　彰，大桃丈知，平山　寿，ほか：破裂解離性椎骨動脈瘤に対するコイル塞栓術の有用性について．脳卒中の外科．2000（In Press）

〈未破裂脳動脈瘤〉

92) Nakagawa T, Hashi K: The incidence and treatment of asymptomatic unruptured cerebral aneurysms. J Neurosurg 80: 217-223, 1994
93) 端　和夫：脳ドックと脳動脈瘤．臨床と研究 75：31-38, 1998
94) McCormick WF, Acosta-Rua GJ: The size of intracranial saccular aneurysms. An autopsy study. J Neurosurg 33: 422-427, 1970
95) Chason JL, Hindman WM: Berry aneurysms of the circle of Willis. Results of a planned autopsy study. Neurology 8: 41-44, 1958
96) Iwamoto H, Kiyohara Y, Fujishima M, et al.: Prevalence of intracranial saccular aneurysms in a Japanese community based on a consecutive autopsy series during a 30-year observation

97) Inagawa T, Hirano A : Autopsy study of unruptured incidental intracranial aneurysms. Surg Neurol 34 : 361-365, 1990
 98) Yasui N, Suzuki A, Nishimura H, et al. : Long-term follow-up of unruptured intracranial aneurysms. Neurosurgery 40 : 1155-1160, 1997
 99) Wiebers DO, Whisnant JP, Sundt TM,Jr, et al. : The significance of unruptured intracranial aneurysms. J Neurosurg 66 : 23-29, 1987
100) Juvela S, Porras M, Heiskanen O : Natural history of unruptured intracranial aneurysm. A long-term follow-up study. J Neurosurg 79 : 174-182, 1993
101) Rosenorn J, Eskeses V, Schmidt K : Unruptured intracranial aneurysms. An assessment of the annual risk of rupture based on epidemiological and clinical data. Br J Neurosurg 2 : 369-378, 1988
102) The international study of unruptured intracranial aneurysma investigators, Unruptured intracranial aneurysms, Risk of rupture and risks of surgical intervention. New Eng J Med 339 : 1725-1733, 1998
103) Kassell NF, Torner JC : Size of intracranial aneurysms. Neurosurgery 12 : 291-297, 1983
104) Schievink WI, Piepgras DG, Wirth FR : Rupture of previously documented small asymptomatic saccular intracranial aneurysms. J Neurosurg 76 : 1019-1024, 1992
105) Mizoi K, Yoshimoto T, Nagamine Y : Types of unruptured cerebral aneurysms reviewed from operation video-recording. Acta Neurochir (Wien) 138 : 965-969, 1996
106) Yasui N, Magarisawa S, Suzuki A, et al. : Subarachnoid hemorrhage caused by previously diagnosed, previously unruptured intracranial aneurysms. A retrospective analysis of 25 cases. Neurosurgery 39 : 1096-1101, 1996
107) 宮坂佳男，倉田　彰，入倉克己，ほか：小型の未破裂脳動脈瘤に外科的治療は必要か？，脳卒中の外科．2000（In Press）
108) Dell S : Asymptomatic cerebral aneurysm. Assessment of its risk of rupture. Neurosurgery 10 : 162-166, 1982
109) 浅利正二：長期予後の分析による未破裂脳動脈瘤のmanagement．脳卒中の外科 20：7-13, 1992
110) 桜井芳明，荒井啓晶：宮城県における破裂脳動脈瘤によるくも膜下出血．Jap J Neurosurg 4：207-211, 1995
111) Murayama Y, Vinuela F, Duckwiler G, et al. Embolization of incidental cerebral aneurysms by using Guglielmi detachable coil system. J Neurosurg 90 : 207-214, 1999

〈家族性脳動脈瘤〉

112) Ronkainen A, Hernesniemi JA, Ryynanen M : Familiar subarachnoid hemorrhage in East Finland 1977-1990. Neurosurgery 33 : 787-797, 1993
113) Schievink WI, Schaid DJ, Michels V, et al. : Familiar aneurysmal subarachnoid hemorrhage, a community-based study. J Neurosurg 83 : 426-429, 1995
114) Schievink WI : Genetics of intracranial aneurysms. Neurosurgery 40 : 651-663, 1997
115) Schievink WI, Schaid DJ, Rogers HM, et al. : On the inheritance of intracranial aneurysms. Stroke 25 : 2028-2037, 1994
116) Ronkainen A, Puranen MI, Hernesniemi JA, et al. : Intracranial aneurysms. MR angiographic

screening in 400 asymptomatic individuals with increased familiar risk. Radiology 195 : 35-40, 1995
117) Obuchowski NA, Modic MT, Magdinec M : Current implications for the efficacy of noninvasive screening for occult intracranial aneurysms in patients with a family history of aneurysms. J Neurosurg 83 : 42-49, 1995
118) Nakagawa T, Hashi K, Kurokawa Y, et al. : Family history of subarachnoid hemorrhage and the incidence of asymptomatic, unruptured cerebral aneurysms. J Neurosurg 91 : 391-395, 1999
119) ter Berg HWM, Dippel DWJ, Limburg M, et al. : Familial intracranial aneurysms. Stroke 23 : 1024-1030, 1992
120) Leblanc R, Worsley KJ, Melanson D, et al. : Angiographic screening and elective surgery of familial cerebral aneurysms. A decison analysis. Neurosurgery 35 : 9-19, 1994

〈脳動静脈奇形〉

121) 宮坂佳男，入倉克己，北原行雄，ほか：脳動静脈奇形重症例の検討．脳外 16：733-740, 1988
122) 宮坂佳男，田中柳水，常盤嘉一，ほか：脳動静脈奇形における頭蓋内出血の臨床的意義―特に，脳室内出血について―．脳外 17：133-138, 1989
123) 宮坂佳男，伊藤比呂志，高野尚治，ほか：脳動静脈奇形と脳動脈瘤併存例の治療．脳卒中の外科 16：113-117, 1988
124) Kurata A, Miyasaka Y, Kitahara T, et al. : Subcortical hemorrhage with special reference to vascular malformations and hypertension as a cause of hemorrhage. Neurosurgery 32 : 505-511, 1993
125) Spetzler RF, Hargraves RW, McCormick PW, et al. : Relationship of perfusion pressure and size to risk of hemorrhage from arteriovenous malformations. J Neurosurg 76 : 918-923, 1992
126) Miyasaka Y, Tanaka R, Kurata A, et al. : The factors influencing hematoma volume due to arteriovenous malformations. Acta Neurochir (Wien) 141 : 385-388, 1999
127) Vinuela F, Nombela L, Roach MR, et al. : Stenosis and occlusive disease of the venous drainage system of deep brain AVMs. J Neurosurg 63 : 180-184, 1985
128) Miyasaka Y, Kurata A, Tokiwa K, et al. : Draining vein pressure increases and hemorrhage in patients with arteriovenous malformation. Stroke 25 : 504-507, 1994
129) Miyasaka Y, Yada K, Kurata A, et al. : Correlation between intravascular pressure and risk of hemorrhage due to arteriovenous malformations. Surg Neurol 39 : 370-373, 1993
130) Miyasaka Y, Kurata A, Irikura K, et al. : The influence of vascular pressure and angiographic characteristics on hemorrhage from arteriovenous malformations. Acta Neurochir (Wien) 2000 (In Press)
131) Marks MP, Lane B, Steinberg GK, et al. : Hemorrhage in intracranial arteriovenous malformations, angiographic determinants. Radiology 176 : 807-813, 1990
132) Miyasaka Y, Yada K, Ohwada T, et al. : An analysis of the venous drainage system as a factor in hemorrhage from arteriovenous malformations. J Neurosurg 76 : 239-243, 1992
133) Hademenos GJ, Massoud TF : Risk of intracranial arteriovenous malformation rupture due to venous drainage impairment. Stroke 27 : 1072-1083, 1996
134) 宮坂佳男，中山賢司，松森邦昭，ほか：脳動静脈奇形における"silent" hemorrhage の臨床病理学的検討とその臨床的意義．Neurol Med Chir (Tokyo) 22：989-994, 1982

135) Miyasaka Y, Kurata A, Tanaka R, et al.: The significance of retrograde thrombosis following removal of arteriovenous malformations in elderly patients. Surg Neurol 49: 399-405, 1998
136) Harbaugh KS, Harbaugh RE: Arteriovenous malformations in elderly patients. Neurosurgery 35: 579-584, 1994
137) Kurata A, Miyasaka Y, Yoshida T, et al.: Venous ischemia caused by dural arteriovenous malformation. J Neurosurg 80: 552-555, 1994
138) Miyasaka Y, Kurata A, Tanaka R, et al.: Mass effect caused by clinically unruptured arteriovenous malformations. Neurosurgery 41: 1060-1064, 1997
139) Miyasaka Y, Yada K, Kurata A, et al.: An unruptured arteriovenous malformation with edema. AJNR Amer J Neurorad 15: 385-388, 1994
140) Troupp H: Arteriovenous malformations of the brain. Acta Neurochir (Wien) 41: 39-42, 1965
141) Ondra S, Troupp H, George ED, et al.: The natural history of symptomatic arteriovenous malformations of the brain, a 24 year follow-up assessment. J Neurosurg 73: 387-391, 1990
142) 田中柳水, 矢田賢三, 宮坂佳男, ほか: 脳動静脈奇形に対するMRIの有用性. CT研究 10: 183-191, 1988
143) 倉田 彰, 田中柳水, 宮坂佳男, ほか: 血管写上描出不能な脳血管奇形22例の検討. 脳卒中の外科 18; 204-210, 1990
144) Piepgras DG, Sundt TM Jr, Ragoowansl AT, et al.: Seizure outcome in patients with surgically treated cerebral arteriovenous malformations. J Neurosurg 78: 5-11, 1993
145) Yeh HS, Tew JM Jr, Gartner M: Seizure control after surgery on cerebral arteriovenous malformations. J Neurosurg 78: 12-18, 1993
146) Spetzler RF, Martin NA: A proposed grading system for arteriovenous malformation. J Neurosurg 65: 476-483, 1986
147) 宮坂佳男, 田中柳水, 田中千彦, ほか: 大型AVMの手術成績に関連する諸因子と対策. 脳卒中の外科 18: 251-256, 1990
148) Spetzler RF, Wilson CB, Weinstein P, et al.: Normal perfusion pressure breakthrough. Clin Neurosurg 25: 651-672, 1978
149) Drake CG, Friedman AH, Peerless SJ: Posterior fossa arteriovenous malformations. J Neurosurg 64: 1-10, 1986
150) Miyasaka Y, Kurata A, Tanaka R, et al.: Hemorrhagic venous infarction after excision of an arteriovenous malformation. Nurosurgery 29: 265-268, 1991
151) Al-Rodhan NRF, Sundt TM Jr, Piepgras DG, et al.: Occlusive hyperemia, a theory for the hemodynamic complications following resection of intracerebral arteriovenous malformations. J Neurosurg 78; 167-175, 1993
152) Miyasaka Y, Yada K, Ohwada T, et al.: Retrograde thrombosis of feeding arteries after removal of arteriovenous malformations. J Neurosurg 72: 540-545, 1990
153) Miyasaka Y, Kurata A, Tanaka R, et al.: Pathophysiologic assessment of stagnating arteries after removal of arteriovenous malformations. AJNR Amer J Neurorad 14: 15-18, 1993
154) Steiner L, Lindquist C, Adler JR, et al.: Clinical outcome of radiosurgery for cerebral arteriovenous malformations. J Neurosurg 77: 1-7, 1992
155) Steiner L, Lindquist C, Cail W, et al.: Microsurgery and radiosurgery in brain arteriovenous malformations. J Neurosurg 79: 647-652, 1993

156) Yamamoto M, Hara M, Ide M, et al.: Radiation-related adverse effects observed on neuroimaging several years after radiosurgery for cerebral arteriovenous malformations. Surg Neurol 49: 385-398, 1998
157) Betti OO, Munari C, Rosler S: Stereotactic radiosurgery with the linear accelerator. Treatment of arteriovenous malformations. Neurosurgery 24: 311-321, 1989
158) Kemeny AA, Dias P, Forster DMC: Results of stereotactic radiosurgery of arteriovenous malformations. An analysis of 52 cases. J Neurol Neurosurg Psychiatry 52: 554-558, 1989
159) Lunsford LD, Kondziolka D, Flickinger JC, et al.: Stereotactic radiosurgery for arteriovenous malformations of the brain. J Neurosurg 75: 512-524, 1991
160) Colombo F, Pozza F, Chierego G, et al.: Linear accelerator radiosurgery of cerebral arteriovenous malformations. Neurosurgery 34: 14-21, 1994
161) Friedman WA, Bova FJ, Mendenhall WM: Linear accelerator radiosurgery for cerebral arteriovenous malformations. The relationship of size to outcome. J Neurosurg 82: 180-189, 1995
162) Pollock BE, Lunsford DL, Kondziolka Q, et al.: Patients outcomes after stereotactic radiosurgery for "operable" arteriovenous malformations. Neurosurgery 35: 1-8, 1994
163) Sutcliffe JC, Forster DMC, Walton L, et al.: Untoward clinical effects after stereotactic radiosurgery for intracranial arteriovenous malformations. Br J Neurosurg 6: 177-185, 1992
164) Schaller C, Schramm J: Microsurgical results for small arteriovenous malformations accessible for radiosurgical or embolization treatment. Neurosurgery 40: 664-674, 1997
165) Sisti MB, Kader A, Stein BM: Microsurgery for 67 intracranial arteriovenous malformations less than 3 cm in diameter. J Neurosurg 79: 653-660, 1993
166) Sundt TM Jr, Piepgras DG, Stevens LN: Surgery for supratentorial arteriovenous malformations. Clin Neurosurg 37: 49-115, 1991
167) Steinberg GK, Chang SD, Levy RP, et al.: Surgical resection of large incompletely treated intracranial arteriovenous malformations following stereotactic radiosurgery. J Neurosurg 84: 920-928, 1996
168) Gobin YP, Laurent A, Merienne L, et al.: Treatment of brain arteriovenous malformations by embolization and radiosurgery. J Neurosurg 85: 19-28, 1996
169) Vinuela E, Dion JE, Duckwiler G, et al.: Combined endovascular embolization and surgery in the management of cerebral arteriovenous malformations. Experience with 101 cases. J Neurosurg 75: 856-864, 1991

〈もやもや病〉

170) 鈴木二郎編: Moyamoya病. 医学書院, 東京, 1983, pp 1-166
171) 工藤達之監修: ウイリス動脈輪閉塞症, Springer-Verlag, 東京, 1993, pp 1-168
172) 佐伯直勝, 山浦 晶, 星誠一郎, ほか: モヤモヤ病出血例の検討. 脳外 19: 705-712, 1991
173) Fujii K, Ikezaki K, Irikura K, et al.: The efficacy of bypass surgery for the patients with hemorrhagic moyamoya disease. Clin Neurol Neurosurg 99 (Suppl) 2: S194-S195, 1997
174) Irikura A, Miyasaka Y, Kurata A, et al.: A source of hemorrhage in adult patients with moyamoya disease. The significance of tributaries from the choroidal artery. Acta Neurochir (Wien) 138: 1282-1286, 1996

175) Takeuchi S, Kobayashi K, Tsuchida T, et al.: Computed tomography in moyamoya disease. J Comput Assist Tomogr 6: 24-32, 1982
176) Takahashi M, Miyauchi T, Kowada M, et al.: Computed tomography of moyamoya disease. Demonstration of occluded arteries and collateral vessels as important diagnostic signs. Radiology 134: 671-676, 1980
177) Takanashi J, Sugita K, Ishii M, et al.: Moyamoya syndrome in young children. MR comparison with adult onset. AJNR Amer J Neurorad 14: 1139-1143, 1993
178) Fujisawa I, Asato R, Nishimura K, et al.: Moyamoya disease. MR imaging. Radiology 164: 103-105, 1987
179) Houkin K, Aoki T, Takahashi A, et al.: Diagnosis of moyamoya disease with magnetic resonance angiography. Stroke 25: 2159-2164, 1994
180) Kodama N, Aoki Y, Hiraga H, et al.: Electroencephalographic findings in children with moyamoya disease. Arch Neurol 36: 16-19, 1979
181) Ikezaki K, Matsushima T, Kuwabara Y, et al.: Cerebral circulation and oxygen metabolism in childhood moyamoya disease. A perioperative positron emission tomography study. J Neurosurg 81: 843-850, 1994
182) Tagawa T, Naritomi H, Mimaki T, et al.: Regional cerebral blood flow, clinical manifestations, and age in children with moyamoya disease. Stroke 18: 906-910, 1987
183) Karasawa J, Touho H, Ohnishi H, et al.: Long-term follow-up study after extracranial-intracranial bypass surgery for anterior circulation ischemia in childhood moyamoya disease. J Neurosurg 77: 84-89, 1992
184) 松島善治：モヤモヤ病に対する間接的血管吻合術．脳外 26: 769-786, 1998
185) 宝金清博，中川 翼，上山博康，ほか：もやもや病に対する血行再建術．脳外 27: 211-222, 1999
186) Endo M, Kawano N, Miyasaka Y, et al.: Cranial burr hole for revascularization in moyamoya disease. J Neurosurg 71: 180-185, 1989

〈高血圧性脳出血〉

187) 宮坂佳男：脳室内出血―成因，画像診断の進歩と救命率の向上―．日本臨床（増刊号，下巻，CT，MRI時代の脳卒中学―新しい診断・治療体系）51: 262-271, 1993
188) Matsumoto K, Hondo H: CT-guided stereotaxic evacuation of hypertensive intracerebral hematomas. J Neurosurg 61: 440-448, 1984
189) 本藤秀樹，松本圭蔵：脳出血の治療．外科的手術適応．Clinical Neuroscience 12: 1418-1420, 1994
190) 棚橋紀夫，福内靖男：高血圧性脳出血の現状―慶應脳血管障害共同研究―．脳卒中 18: 483-487, 1996

〈脳腫瘍，出血傾向，アミロイド・アンギオパチー〉

191) Dorsch NWC: Special problems associated with subarachnoid hemorrhage, in Youmans JR (ed): Neurological Surgery, ed 4. Philadelphia: WB Saunders, 1996, Vol 2, pp 1438-1464
192) Russell RWR, Wade JPH: Hematological causes of cerebrovascular disease, in Toole JF

(ed) : Handbook of Clinical Neurology, Amsterdam : Elsevier Science Publishers B.V., 1989, vol. 11 (55) : Vascular Disease, Part III, pp 463-482

193) Schwartzman RJ : Disseminated intravascular coagulation., in Toole JF (ed) : Handbook of Clinical Neurology, Amsterdam : Elsevier Science Publishers B.V., 1989, vol. 11 (55) : Vascular Disease, Part III, pp 493-501

索引

A

赤い静脈　60
悪性グリオーマ　90
悪性絨毛上皮腫　90
悪性絨毛腫　6
悪性黒色腫　6, 90
アミロイド・アンギオパチー　91
acute hydrocephalus　43
amyloid angiopathy　91
angiographycally occult arteriovenous malformation　70
angionecrosis　87
antidiuretic hormone：ADH　22
arterial dissection　46
arteriovenous malformation　5
autoregulation　41

B

バイパス手術　36, 51
尾状核出血　88
鼻尖凝視　89
微小動脈瘤　87
傍脳室周囲低吸収域　45
病態失認　64
brain edema　45
bruit　68

C

遅発性攣縮　40
直接血管吻合法　86
聴性脳幹反応　51
聴神経鞘腫　6
中大脳動脈　4
中脳　4, 61
中脳水道　61
中枢性塩喪失症候群　22
CTによる脳槽造影　45
cardio-pulmonary arrest　21
cerebral aneurysm　5

cerebral edema　40
cerebral infarction　82
cerebral salt wasting syndrome　22
cerebral vasospasm　40
clinically silent hemorrhage　66
coating　35
CT cisternograpy　45

D

第Ⅲ脳室　1, 61
第Ⅳ脳室　1, 61
大発作　67
大脳　61
動静脈シャント　60
動脈解離　46
動脈瘤　5, 6, 11
　―紡錘状　11
　―動眼神経麻痺　23
　―合併症　40
　―発生　11
　―発生と遺伝　58
　―重症度分類　14
　―解離性　46
　―家族性　58
　―頸部クリッピング（neck clipping）　30
　―血管内治療　29
　―コーテング手術　35
　―好発部位　26
　―未破裂　52
　―MRA 診断　28, 29
　―MRI　29
　―囊状　11
　―再出血　31, 32
　―3次元（ヘリカル）CT診断　28, 29
　―視力視野障害　23
　―自然経過　31
　―塞栓術　38
　―初回出血　31
　―多発性　26

　―造影 CT　29
動脈瘤破裂　20
　―病歴　14
　―CT 診断　24
　―画像診断　24
　―条件　16
　―くも膜下出血　18, 24
　―警告徴候　22
　―脳内血腫　18, 25
　―脳室内出血　18, 25
　―診断　17, 20
　―初診時診断　20
delayed spasm　40
dissecting aneurysm　46
draining vein　60

E

Ehlers-Danlos（エーラー・ダンロス）症候群　58
塩酸ファスジル　42
塩酸パパベリン　43
延髄　4, 61
延髄外側症候群　49
early spasm　40
early venous filling　70

F

Fisher の分類　25
複視　23
feeding artery　60
fibrinoid degeneration　87
flow void sign　84
4-vessels study　26

G

外側孔　1
眼瞼下垂　23
眼球の沈下運動　89
ガンマユニット　77
眼底出血　20

原因不明のくも膜下出血　28
グリセオール　34, 72
Glasgow Coma Scale：GCS　15, 16
Glasgow Outcome Scale：GOS　36, 37
Guglielmi detachable coil （GDC）　38

H

白血病　6, 91
半盲　64
半側空間無視　64
破裂動脈瘤―治療方法　33
　　　　　―治療成績　33
　　　　　―直達手術　33
　　　　　―意図的晩期手術　33
　　　　　―手術時期　33
　　　　　―手術成績　37
　　　　　―手術適応　33
　　　　　―早期手術　33
　　　　　―転帰　36
針先瞳孔　89
被殻出血　88
皮質下出血　63
放射線壊死　79
放射線外科手術―動静脈奇形　78
　　　　　　　―結果　80
Hunt & Kosnik 分類　14, 16
hemodilution　41
hypervolemia　41
hypertension　41

I

1次性くも膜下出血―CT 所見　7, 25
インフォームド・コンセント　57, 72
intimal flap　50
intraventricular hemorrhage　62

J

磁気共鳴画像　26
磁気共鳴血管造影　28
除脳硬直　18, 72

静脈性梗塞　75
静脈性虚血　68
上矢状静脈洞　1
上小脳動脈　4
術中ポータブル脳血管撮影　74
循環血液量　41
出血性素因　6
Japan Coma Scale：JCS　15, 16

K

解離性動脈瘤　46, 50
　　　　　―治療　50
　　　　　―CT 所見　48
　　　　　―くも膜下出血　48
　　　　　―MRI　50
回転性めまい感　89
開頭血腫除去術　89
過高熱　89
間代性痙攣　67
感覚障害　89
間接血管吻合法　86
カルシウムチャンネル遮断剤　42
下垂体腺腫　6, 90
下垂体卒中　90
片麻痺　64, 82
経皮的血管形成　43
経シルビウス裂アプローチ　35
経頭蓋骨ドップラー　40
血管壊死　87
血管壁の解離痛　48
血管内治療　51
血管雑音　68
血行再建術　86
Kernig（ケルニッヒ）徴候　18
血性髄液　1, 60, 87
血小板減少症　6, 91
血液の稀釈　41
血友病　6, 91
近位部クリッピング　51
キサントクロミー　25
既視感　67
呼吸障害　89
呼吸停止　21
コーテング手術　35
項部硬直　18
高張減圧剤　34, 72
後大脳動脈　4
抗凝固療法　6, 91

後下小脳動脈　4
後交通動脈　4
抗痙攣剤　67
高血圧療法　41
高血圧性皮質下出血　63
高血圧性脳出血　6, 87
　　　　　　―治療　89
　　　　　　―好発部位　87
　　　　　　―脳室内出血　87
高吸収域　20, 69
硬膜　1
高（脳脊髄液）圧性の水頭症　43
抗利尿ホルモン分泌異常症候群　22
高信号域　50
くも膜　1
くも膜下腔　1
　　　　―脳底部　1, 8
　　　　―脊髄　1
くも膜顆粒　1
くも膜下出血　1, 7, 11, 20
　　　　　　―1 次性　7, 8, 10, 46, 62, 83
　　　　　　―2 次性　9, 10, 63, 83, 87, 90
　　　　　　―CT 分類　25
　　　　　　―動静脈奇形　10
　　　　　　―動脈瘤破裂　10
　　　　　　―合併症　40
　　　　　　―原因　6
　　　　　　―原因不明　28
　　　　　　―頻度　12
　　　　　　―重症度分類　14
　　　　　　―加齢　12
　　　　　　―喫煙　17
　　　　　　―広義　10
　　　　　　―好発年齢　13
　　　　　　―高血圧性脳出血　10
　　　　　　―狭義　10
　　　　　　―急性期搬送　32
　　　　　　―MRI　25
　　　　　　―もやもや病　10
　　　　　　―脳血管撮影　26
　　　　　　―脳腫瘍　10
　　　　　　―臨床診断　7, 17
　　　　　　―心電図異常　22
　　　　　　―出血性素因　10
　　　　　　―転帰　37

　　　　　　　　―天候　16
　　　　　　　　―突然死　31
　　　　　　　　―頭痛　14
クリッピング手術　35
橋　4, 61
強直性痙攣　67
共同偏視　89
橋出血　88
嗅覚発作　67
急性水頭症　43
急死　21

L

Luschka 孔　1
lenticulostriate artery　87
leptomeningeal anastomosis　85
linear accelerator　78

M

Magendie 孔　1
マニトール　34, 72
慢性肝障害　6
Marfan（マルファン）症候群　58
未破裂動脈瘤　52
　　　　　　―治療方針　56
　　　　　　―破裂率　54
　　　　　　―頻度　53
　　　　　　―計算上の破裂率　55
　　　　　　―脳血管内治療　56
　　　　　　―自然経過　53
　　　　　　―手術適応　56
　　　　　　―塞栓術　56
網膜前出血　20
もやもや病　6, 81
　　　　　―病型と症状　82
　　　　　―知能低下　83
　　　　　―治療　85
　　　　　―CT 所見　84
　　　　　―動脈瘤の合併　83
　　　　　――過性脳虚血発作　82
　　　　　―家族内発生　82
　　　　　―虚血症状　83
　　　　　―MRA 所見　85
　　　　　―MRI 所見　84
　　　　　―脳波検査　85
　　　　　―脳実質内出血　83
　　　　　―脳血管撮影　85
　　　　　―脳室内出血　83
　　　　　―生命予後　83
　　　　　―診断　84
　　　　　―手術成績　86
　　　　　―てんかん発作　83
　　　　　―転帰　83
　　　　　―頭蓋内出血　83
　　　　　―頭痛　83
無信号域　29, 70, 84
脈絡叢　1
脈絡叢乳頭腫　6
Matas test　35
microaneurysm　87
MRA　28
MR angiography　28

N

ナイダス　60
内頸動脈　4
内頸動脈―後交通動脈分岐部動脈瘤　8
内膜の剥離　50
軟膜　1
2 次性くも膜下出血―CT 所見　63
脳ドック　52
脳ドックのガイドライン　56
脳動静脈奇形　5, 6, 60
　　　　　　―治療　70
　　　　　　―CT 診断　67, 69
　　　　　　―易出血性　64
　　　　　　―動脈瘤の合併　64
　　　　　　―画像診断　69
　　　　　　―皮質下出血　69
　　　　　　―放射線外科手術　73, 77
　　　　　　―緊急手術　72
　　　　　　―高齢者　66
　　　　　　―くも膜下出血　60
　　　　　　―MRI　70
　　　　　　―脳圧迫　68
　　　　　　―脳萎縮　68
　　　　　　―脳血管内手術（塞栓術）　73, 75
　　　　　　―脳血管撮影　70
　　　　　　―脳室ドレナージ　72
　　　　　　―脳室内出血　69
　　　　　　―自然経過　69
　　　　　　―手術成績　80
　　　　　　―出血　60, 62
　　　　　　―Spetzler 分類　73
　　　　　　―症状　60, 62
　　　　　　―摘出術　70, 73
　　　　　　―てんかん　60, 67
脳動静脈奇形摘出術―合併症　74
　　　　　　　　　―術後脳虚血　74
　　　　　　　　　―術後脳出血　74
　　　　　　　　　―てんかんに対する効果　72
　　　　　　　　　―残存動静脈奇形の出血　74
脳浮腫　40, 45
脳ヘルニア　18, 72
脳萎縮　84
脳実質内出血　62
脳静脈洞血栓症　6
脳幹　4
脳血管内治療　38
脳血管の自己調節能　41, 42, 74
脳血管攣縮　25, 34, 38, 40
脳血管撮影―解離性動脈瘤　49
　　　　　―合併症　26
　　　　　―脳動脈瘤　26
脳血管撮影では描出されない動静脈奇形　70
脳血流量　41
脳血流測定　85
脳梗塞　41, 46, 75, 82, 84
脳脊髄液　1
脳脊髄液の循環　3
脳室　1
脳室ドレナージ　34, 44, 87
脳室腹腔短絡術　44, 45
脳室内逆流　45
脳室内出血　62
脳室穿破　62
脳腫瘍　6
　　　―出血　90
脳卒中―発症率　12
　　　―死亡率　12
脳槽造影　45

脳代謝測定　85
脳底部―異常血管網　81, 85
　　　　―くも膜下腔　8, 61
　　　　―もやもや　85
脳底動脈　4
尿崩症　22
nidus　60
normal perfusion pressure breakthrough: NPPB　74
normal pressure hydrocephalus: NPH　44

O

ocular bobbing　89

P

プロスタサイクリン生成促進剤　42
ポータブル術中脳血管撮影　72
parenchymal anastomosis　85
pearl and string sign　49
percutaneous transluminal angioplasty　43
periventricular low density: PVL　45
periventricular lucency: PVL　45
pin point pupil　89
pituitary apoplexy　90
portable digital subtraction angiography: DSA　72, 74
positron emission tomography: PET　85
pressure gradient　32
proximal clipping　51

R

攣縮物質　42
レンズ核線条体動脈　87
リニアック　78
類もやもや病　81
類線維素変性　87
流入動脈　60
流入動脈分枝からの出血　74
流入動脈の逆行性閉塞　74
流入動脈の血流鬱滞　75

流出静脈　60
流出静脈の早期造影　70
radiosurgery　73, 78
red vein　60
retrograde thrombosis of feeding arteries　74
RI cisternography　45

S

再出血　28, 40
3H 療法　41
3-3-9 度方式による意識障害の分類　15, 16
正中孔　1
正常圧水頭症　44
精神運動発作　67
石灰化　69
浅側頭―中大脳動脈吻合術　86
視覚発作　67
失行　64
心筋梗塞　21
シルビウス静脈　3
シルビウス裂　3
四肢麻痺　82, 89
視床穿通動脈　87
視床出血　88
失語症　64
小脳　1, 4, 61
小脳出血　88
硝子体切除術　21
焦点性感覚発作　67
焦点性運動発作　67
出血源不明のくも膜下出血　28
出血傾向による頭蓋内出血　91
出血性静脈梗塞　74
出血性梗塞　41
縮瞳　89
側副血行路　81
側脳室　1
側脳室脈絡叢　4
側頭葉　3, 4
組織型プラスノーゲン賦活物質　42
早期攣縮　40
水平眼球運動　89
水頭症　40, 43
羞明感　23
signal void　29, 70

single photon emission computed tomography: SPECT　85
stagnating artery　75
steal phenomenon　68
stereotactic gamma knife radiosurgery　78
syndrome of inappropriate secretion of ADH: SIADH　22

T

多発性動脈瘤　26
多発性嚢胞腎　58
　　　　　―動脈瘤　58
大量造影剤遅延 CT　70
耐用テスト　35
多形性神経膠芽腫　6
単麻痺　82
定位的ガンマナイフ放射線外科手術　77
定位的放射線外科手術―閉塞率　79
定位的血腫吸引術　89
低吸収域　69
低ナトリウム血症　22
低体温療法　43
転移性脳腫瘍　6, 90
テント切痕ヘルニア　72
Terson（ターソン）症候群　21
トラッピング手術　35, 51
トロンボキサン合成酵素阻害剤　42
突然死　21
盗血現象　68
等吸収域　20
糖尿病と動眼神経麻痺　23
等信号域　50
椎骨動脈　4
対麻痺　82
thalamoperforating artery　87
tissue-type plasminogen activator: t-PA　42
transcranial doppler　40
transdural anastomosis　85
transethmoidal anastomosis　85
transient ischemic attack: TIA　82
trapping　35, 51

U

ウイリス動脈輪　4, 35
ウイリス動脈輪閉塞症　81
　　　　　　　　　—診断基準
　　　　　　　　　　　81
運動失調　89
urokinase（ウロキナーゼ）　42

V

venous ischemia　68

W

Wallenberg（ワレンベルグ）症
　候群　49
Willis 動脈輪　4
World Federation of Neurological Surgery（WFNS）の重症度分類　14, 16

Y

予備能の低下　86
予防医学　89
誘発試験　77

Z

前大脳動脈　4
前下小脳動脈　4
前交通動脈　4
前脈絡叢動脈　4
前頭側頭開頭術　3
前頭葉　3, 4
頭蓋内圧　17
頭蓋内圧亢進　17, 20
頭蓋内圧と容積曲線　24
髄液　1
髄膜炎　25
髄膜脳炎　6
髄膜刺激症状　17, 18
髄膜腫　6

著者略歴

宮坂 佳男
(みやさか よしお)

昭和21年4月11日生,医学博士,日本脳神経外科学会専門医

所属　北里大学医学部脳神経外科
　　　〒288-8555　神奈川県相模原市北里 1-15-1
　　　Tel：042-778-8111
　　　Fax：042-778-8441

昭和21年4月　北海道に生まれる
昭和46年3月　北海道大学医学部卒業,脳神経外科専攻
昭和48年4月〜北里大学病院脳神経外科
昭和51年4月〜北里大学医学部脳神経外科講師
昭和55年1月〜チューリッヒ大学にて顕微鏡手術の研修
昭和60年5月〜北里大学医学部脳神経外科助教授,現在に至る

〔専門〕
　脳血管障害

〔学会役員〕
　評議員　日本脳神経外科学会,日本脳卒中学会,日本脳循環代謝学会,日本神経眼科学会

〔著書〕
1. 眼科 Mook No4　神経眼科へのアプローチ（金原出版,分担）1978
2. 眼科 Mook No30　視神経とその疾患（金原出版,分担）1986
3. 眼科 Mook No35　神経眼科最近の進歩（金原出版,分担）1987
4. 病態別脳卒中治療マニュアル（医学書院,分担）1991
5. 脊椎脊髄治療マニュアル（医学書院,分担）1994
6. 頭蓋底外科（医学書院,分担）1994
7. 脳卒中臨床マニュアル（Springer Tokyo,分担）1998
8. ブレインアタック,超急性期の脳卒中診療（中山書店,分担）1999

原著論文　和文150編,英文60編

©2000　　　　　　　　　　　　　　　第1版発行 2000年4月20日

知っておきたいくも膜下出血
　その臨床の最前線

定価（本体 4,500 円＋税）

著　者　宮　坂　佳　男
発行者　服　部　秀　夫
発行所　株式会社 新興医学出版社
〒113-0033　東京都文京区本郷6丁目26番8号
　　　　電話　03（3816）2853
　　　　FAX　03（3816）2895

検印廃止

印刷　明和印刷株式会社　　ISBN4-88002-279-9　　郵便振替　00120-8-191625

本書の全部または一部を無断で複写複製（コピー）することは,著作権法上での例外を除き,禁じられています。本書からの複製を希望される場合は,日本複写権センター（03-3269-5784）にご連絡下さい。